Achtsamkeit für Mamas

Mit Meditation zu Gelassenheit und Entspannung im Alltag

Alex von Bernstorff

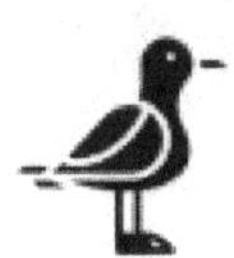

INHALT

Mama sein - vom manchmal unerträglichen Glück des größten aller Wunder

Es ist die vielleicht schönste Sache der Welt und gleichzeitig - meist traut man sich kaum, das zu sagen - die vielleicht anstrengendste, herausforderndste, sogar überforderndste. Sie bringt einen an die Grenzen dessen, was man leisten und manchmal auch ertragen kann, an den Rand der Verzweiflung und manchmal, wenn es nicht ganz so dramatisch ist, einfach nur dazu, ratlos den Kopf zu schütteln. Die Rede ist vom Mama-Sein, Mutter sein für kleine, nicht mehr so kleine und schon ziemlich große Kinder, vom Seelentröster-Sein, vom Welterklärer-Sein, vom Pausenbroteschmierer-Sein, vom Gute-Nacht-Geschichte-Vorleser sein - man merkt es schon: Vom vielleicht vielfältigsten Beruf der Welt.

Wer Mutter ist, der weiß es genau: Die

Aufgabenfülle, die eine Mama zu bewältigen hat, ist oft so immens, dass der Terminkalender eines Topmanagers dagegen fast entspannt aussieht. Noch dazu sind es nicht nur viele, sondern auch beeindruckend viele unterschiedliche Tätigkeiten - gerne auch noch gleichzeitig - die jeden Tag so anfallen; und es gibt keine Universität, die einen lehren würde, was Muttersein ausmacht. Und man darf und muss so ehrlich sein: Nicht alles davon macht Spaß. Vieles fällt alles andere als leicht:

Eine verzweifelt weinende Vierjährige für die notwendige Impfung zum Kinderarzt zwingen, obwohl man weiß, dass sie fürchterliche Angst vor der Spritze hat? Für die Mama wohl so viel Qual wie für die Tochter. Woche über Woche kaum Schlaf, weil das Jüngste unter Koliken leidet und das Größere zahnt? Geht an die Grundsubstanz eines jeden Menschen. Tägliche Diskussionen, weil der Nachwuchs kein Gemüse will und vom Computer kaum wegzubewegen ist? Zermürbt auf Dauer die stärkste Natur. Und diese Einzelsituationen sind längst noch nicht alles. Das viel Entscheidendere sind die unzähligen kleinen „Zwischentaten", die Mütter am Ende des Tages vermutlich nicht mal mehr aufzählen könnten, ganz einfach, weil sie nahezu ununterbrochen anfallen und mit einer solchen Selbstverständlichkeit nebenher erledigt werden müssen, dass sie es kaum bis ins gestresste Bewusstsein der Multitasking-Mutter schaffen.

Kurzum: Es ist kein Wunder, dass es ein Begriff wie *Mama-Burnout* immer häufiger in Blogeinträge, Zeitschriftenartikel und private Unterhaltungen schafft.

Wir leben in einer immens schnelllebigen, hochkomplexen Welt, in der gerade an Kinder und Mütter Ansprüche gestellt werden, die vor wenigen Jahrzehnten noch nicht einmal denkbar gewesen wären, und nicht wenige Mütter spüren diesen Druck sehr deutlich. Ausmaß und Heftigkeit unterscheiden sich stark und sind abhängig von zahlreichen Faktoren wie etwa Berufstätigkeit, Partnersituation, finanzieller Situation oder auch der Gesundheit und dem Gemüt der jeweiligen Kinder. Dennoch kennt nahezu jede Mutter Situationen, in denen sie einfach nur sagen möchte: Ich kann nicht mehr.

Und während manches leider unvermeidbar ist - Kinder schreien und quengeln nun einmal, sie werden krank und haben Ärger in der Schule, Teenager rebellieren, Klassenarbeiten werden in den Sand gesetzt, Essen muss gekocht werden und das Bad geputzt - so kann man an anderen Stellschrauben hingegen verblüffend effizient drehen. In erster Linie ist hier ein Begriff zu nennen: *Resilienz.*

Er beschreibt letztlich nichts anderes, als die jeweils individuelle Fähigkeit, mit Stress aller Art umzugehen, und von ihm hängt ab, ob und wie viel Schaden man an Belastungen nimmt. Die gute Nachricht: Diese Fähigkeit kann man trainieren, und zwar sehr effektiv, unkompliziert, ohne großen Aufwand und ohne Vorkenntnisse. Als beeindruckend hilfreich hat sich dabei etwas erwiesen, das sich Achtsamkeit nennt - eine Meditationstechnik, die auch von Ungeübten leicht angewendet werden und im Gegensatz zum gefürchteten „Denken Sie einfach an nichts" mit konkreten Anleitungen zuverlässig und rasch eingeübt werden kann.

Schnelle, praktische Hilfe für jeden in Sicht

Auch die Wissenschaft hat sich mit der Achtsamkeitsmeditation schon beschäftigt und kam zu dem Schluss: Sie wirkt. Sogar so gut, dass manche Krankenkassen mittlerweile entsprechende Kurse bezuschussen. Achtsamkeit geht jedoch auch ganz hervorragend im Selbststudium. Und gerade für Mütter bietet diese Form der Besinnung einige unschlagbare Vorteile: Braucht nicht viel Zeit, kann flexibel oft und lange praktiziert werden, lässt sich gut zwischendurch einschieben und oft sogar mit Alltagsbeschäftigungen kombinieren.

Wie wär's denn mal mit Achtsamkeit auf dem Spielplatz, beim Zähneputzen oder Kinderwagenschieben, beim Kaffeetrinken oder wenn Sie Ihrem Baby beim Schlafen zusehen? Die Kombination aus alltagsbegleitenden Übungen sowie Einheiten, bei denen Sie sich ganz bewusst Zeit für sich selbst und Ihre Gedanken und Empfindungen nehmen, verhilft Ihnen zu gesteigerter Ausgeglichenheit, mehr Leichtigkeit im Alltag und somit letztlich zu größerer Freude an Ihrem turbulenten Familienleben. Sie lernen einerseits, in akuten Stresssituationen zur Ruhe zu kommen, andererseits, wie Sie durch regelmäßiges Praktizieren langfristig zu einem ruhigeren, entspannteren „Grundmodus" finden und damit auch größeren Herausforderungen deutlich besser gewachsen sind. Dabei ist es gleichgültig, ob Sie nun bereits kurz vor dem Explodieren stehen, ob Sie merken, wie sich ein unheilvolles Gesamtbild an Überbelastungen abzuzeichnen beginnt, ob Ihnen vereinzelt Dinge über den Kopf wachsen oder ob Sie in Trubel und Chaos schon einmal rechtzeitig vorbeugen wollen - es ist nie zu früh und (fast) nie zu spät, mit Achtsamkeit zu beginnen!

Lassen Sie sich von diesem Buch an die Hand nehmen und entdecken Sie, welch vielfältige Möglichkeiten Sie haben, positiv auf Ihre Gesamtverfassung einzuwirken. Erfahren Sie alles über die Hintergründe der Achtsamkeit, finden Sie heraus, wie die Techniken auf neuronaler Ebene konkret wirken und vor allem, wie Sie selbst einfach und nachhaltig Ihre persönliche Achtsamkeitspraxis entwickeln und fest in Ihrem Alltag etablieren können.

Und wenn Sie ein wenig mehr Abwechslung

wünschen oder einfach nach und nach Ihren Horizont erweitern möchten, so bieten auch abseits der Achtsamkeit eine Fülle von Meditations- und Entspannungstechniken interessante und faszinierende Ansätze, um mit den eigenen Wahrnehmungen und Bedürfnissen in intensiven, fruchtbaren Kontakt zu treten. Deshalb finden Sie im letzten Teil des Buches eine ausgewählte Sammlung an alternativen Techniken aus den unterschiedlichsten Traditionen der Welt: Versuchen Sie es mit Mantrameditation, progressiver Muskelentspannung oder besinnen Sie sich mit christlichen Meditationen auf die Wurzeln unserer eigenen Kulturgeschichte. Eine umfangreiche Sammlung aus mehr als 50 Meditationen und Achtsamkeitsanregungen mit ausführlicher Anleitung und weiterführenden Impulsen bietet Ihnen einen tiefen und vielfältigen Einstieg in Ihre ganz eigene Form von Entspannung und Bewusstheit.

Meditieren, besinnen, nachdenken: Vom unschätzbaren Wert des aufmerksamen Wahrnehmens

Achtsamkeit, was ist das eigentlich? Und was ist Meditation? Sitzt man da wirklich nur herum und denkt an nichts? Was soll das bringen und noch viel mehr: Selbst, wenn es etwas bringt, wie soll ich es überhaupt bewerkstelligen? Wer mit Meditation oder Spiritualität noch keinerlei Berührungspunkte hat, der ist an dieser Stelle oft nicht nur ratlos, sondern bisweilen auch skeptisch. Und dafür gibt es teils gute Gründe: Gerade in den letzten zehn bis fünfzehn Jahren wurde das Internet von Trends und Hypes geflutet, die zu einem erheblichen Anteil nicht anders als esoterischer Unsinn genannt werden können. Manches davon schlicht unfundiert und wirkungslos, anderes tatsächlich bedenklich.

Und so regt sich in vielen Menschen zunächst

Misstrauen, wenn man ihnen die nächste Selbsterfahrungsmethode vor die Nase hält. Das ist auch gut so. Für Unkundige ist nicht immer auf den ersten Blick zu erkennen, was Hokuspokus ist und was der Prüfung auf wissenschaftliche Kriterien standhält. Und wenn dann eine erprobte, sinnvolle Besinnungsmethode gefunden wurde, stellt sich das Problem der Umsetzung.

Für beide Schwierigkeiten sind nun einige Dinge wichtig: Gründliche, verständliche Erklärung und Hinführung sowie eine nachvollziehbare und vor allem in-die-Tat-umsetzbare Anleitung. Genau diesen Weg gehen nun die Kapitel dieses Buches: Der erste Block widmet sich ganz der Achtsamkeitsmeditation als klar umrissene, wissenschaftlich fundierte Praxis, wohingegen der zweite Block den Blick erweitert und von der klassischen Achtsamkeit hin zu verschiedenen, teils modernen, teils bereits seit Jahrhunderten praktizierten Meditationstechniken schweifen lässt.

Warum gerade Mütter?

Doch wenden wir uns zunächst einer noch viel grundlegenderen und bei näherer Betrachtung verblüffend aktuellen und drängenden Frage zu: Warum brauchen Mamas heute, im Jahr 2020, eigentlich so etwas wie Achtsamkeit? Warum sollen sie meditieren? Und wenn sie es wirklich nötig haben, warum ist das so? Man tut gut daran, diese Frage gründlich und aufrichtig zu beantworten, denn in der Antwort liegen bereits viele Erklärungen dafür, warum es gleichzeitig eine solche Herausforderung ist, das Thema „Meditation" dann auch wirklich anzugehen - und woraus sich gleichzeitig die Motivation schöpfen lässt, langfristig und überzeugt dabeizubleiben.

Viele Mütter fragen sich zunächst: Warum sollte ich überhaupt meditieren? Ich bin nicht spirituell angehaucht, Transzendenz interessiert mich nicht und Religion gleich noch viel weniger. Die Antwort darauf ist leicht: Es geht nicht um Erleuchtung, um die vage, abgehobene Idee unverbesserlicher Alt-Hippies, die in Kontakt kommen möchten mit dem Universum oder ihren früheren Inkarnationen. Dieses Bild von Meditation ist noch immer in den Köpfen vieler verhaftet, die damit bislang noch nichts zu tun hatten, aber es ist unzutreffend.

Denn heute wissen wir, dass es bei der Meditation ganz im Gegenteil um etwas höchst Konkretes, mit Logik und Verstand Erfassbares geht: Um das bewusste, gesteuerte Einwirken auf die eigenen Gedanken, um darüber Gefühle und Wahrnehmung verändern zu können. Dass das funktioniert, ist längst bewiesen. Näheres zum wissenschaftlichen Hintergrund wird in einem späteren

Kapitel ebenfalls erläutert. Unsere Gedanken sind der Schlüssel zu unserem Fühlen, denn wie uns allen schmerzlich bewusst ist, haben wir darauf keinen direkten Zugriff: Der Befehl „Höre jetzt auf, Angst zu haben oder traurig zu sein." führt leider nicht dazu, dass wir keine Angst mehr haben und nicht mehr traurig sind.

Was Meditation nun tut, ist simpel ausgedrückt Folgendes: Sie lehrt uns, Gedanken- und Wahrnehmungsmuster zu etablieren, die uns langfristig befähigen, mit allen Arten von Herausforderungen, denen unsere Psyche im Laufe ihres Lebens begegnet, besser zurechtzukommen und also über diesen „Umweg" letztlich sehr wohl auf unser Denken und Fühlen zugreifen zu können - womit wir wieder bei der Resilienz angekommen sind.

Die zweite Frage ist dann: Warum ist es heute für viele Mütter so dringend nötig wie nie zuvor, diese Resilienz zu stärken? Die Antwort hierauf ist deutlich komplexer. Die Zeit, in der wir alle heute leben, spielt hier ganz gewiss eine große Rolle und das gilt für Jedermann: Für Mütter genauso wie für alle anderen. Diese Zeit ist schnell, fordernd, sie bringt Veränderung mit einer Geschwindigkeit, die einen atemlos macht, und vor allem ist bringt sie eines mit sich: Man ist fast durchgehend auf „on" geschaltet.

Sie können, während Sie im Supermarkt an der Kasse stehen, schnell nebenher eine wichtige Mail Ihres

Chefs beantworten, wenn Sie abends schon im Bett liegen, flattert womöglich per Whatsapp die wütende Kritik eines Kollegen auf ihren Bildschirm, Sie schaukeln gerade mit Ihrer Tochter auf dem Spielplatz und die Krankenkasse ruft an, weil sie ein Formular ausgefüllt haben möchte. Das alles verursacht dauerhaften Stress, mit all seinen mittlerweile gut dokumentierten und allseits bekannten schädlichen Folgen. Den meisten Menschen täte also ein wenig Achtsamkeitsmeditation gut, was aber macht nun die Situation gerade für Mütter zusätzlich herausfordernd?

Zunächst einmal ist ganz offensichtlich, dass sich das Anforderungsprofil an Mütter in der jüngsten Zeit stark verändert hat. Kaum eine Mutter ist heute „nur" noch Mutter, Hausfrau und Ehefrau. Viele Mütter sind beruflich top qualifiziert und es wird nahezu selbstverständlich erwartet, dass sie ihre Qualifikationen auch einbringen. Sie sind also auf jeden Fall schon einmal Mutter und berufstätige Frau, bei einer zunehmenden Zahl kommt dann noch hinzu: Sie sind alleinerziehend. Und auch die Erziehungsarbeit selbst hat sich vervielfacht und vervielfältigt. Man weiß heute, wie wichtig Förderung und Begleitung des Nachwuchses bereits in der frühen Kindheitsphase ist. Und so sind Mütter oft auch noch Nachhilfelehrer und Hausaufgabenbetreuer, sie fahren das Kind zum Ballett und zum Fußball, sie sorgen dafür, dass es Geige übt und ermöglichen ihm eine maximal sinn- und gleichzeitig freudvolle Freizeit mit Freunden und Freundinnen. Gleichzeitig ist das Bewusstsein für die Bedeutung einer gesunden Ernährung gestiegen, was zusätzlichen Koch- und Einkaufsaufwand mit sich bringt - und nicht zu vergessen die leidigen Diskussionen mit dem Nachwuchs, der lieber Schnitzel mit Pommes hätte als Gemüseauflauf. Es ist also ganz offensichtlich, dass das Aufgabenvolumen in der Erziehungs- und Familienarbeit explodiert ist und selbst in guten Partnerschaften, in denen der Vater seinen Anteil an diesen Tätigkeiten übernimmt, bleibt doch am Ende oft das meiste an Mama hängen.

Mütter haben also heutzutage vielfältige und vielzählige Aufgaben - aber auch das ist vielleicht noch nicht einmal die größte Herausforderung. Ich sprach einmal mit einer befreundeten jungen Mutter zweier Kleinkinder über das Thema und sie sagte mir einigermaßen ratlos: „Berufstätigkeit, viele Aufgaben, das mag ja alles sein - aber meine Urgroßmutter hat elf Kinder großgezogen, den gesamten Haushalt erledigt und dafür nicht einmal Waschmaschine, Auto und Staubsauger gehabt. Ihr Arbeitspensum muss doch viel höher gewesen sein als meines, trotzdem hat sie alles geschafft und Achtsamkeit hat sie auch nicht gebraucht."

Vielleicht lässt sich aus dieser Überlegung ein noch

viel gravierenderer Faktor ableiten, der dazu führt, dass Mütter heute so gestresst, erschöpft, ausgelaugt und schließlich überfordert sind wie nie zuvor: Die geistige Kultur des Mutterseins hat sich grundlegend geändert. Vor Jahrzehnten mag die reine Arbeitsleistung höher gewesen sein, aber sie war klar umrissen und hat Müttern eine scharf abgegrenzte und kaum verhandelbare Rolle zugewiesen. Haushalt und Kinder waren ihre Aufgabe, es wurde erwartet, dass sie ihre Erfüllung in dem ihr zugewiesenen Bereich finden möge und die meisten Frauen haben sich damit arrangiert. Die große Herausforderung, abseits der Familienorganisation im eigenen Leben „Sinn zu stiften", fiel damit weg und spielt heute nun eine immense Rolle.

Von der Mutter 2021 wird erwartet, dass sie nicht nur Hausfrau ist, sondern sich beruflich verwirklicht, dass sie Hobbys hat, die ihr Sinn und Erfüllung bringen, dass sie sich gesellschaftlich einbringt, ihr eigenes Leben lebt, gerne noch politisch-gesellschaftlich interessiert und beteiligt ist. Kurzum: Sie hat eine überwältigende geistige Aufgabenfülle ganz zusätzlich und ohne haltgebenden Rahmen zu bewältigen - während die Kinder immer noch in die Windeln machen, den Boden vollkleckern, weinend vom Spielplatz kommen, ihre Hausaufgaben nicht erledigen und keine Lust auf Brokkoli haben. Das alles erfordert eine ständige geistig-moralische

Dauerhochleistung, für die den Müttern von heute nicht einmal Rollenbilder zur Verfügung stehen.

Nimmt man all diese Aspekte zusammen, ergibt sich ein Bild, das so vielfältig, kleinteilig und herausfordernd ist, dass man sehr deutlich erkennen kann, welches Potential der Überforderung in einem solchen Leben liegt. Und nicht wenige Mütter spüren das jeden Tag. Sie sind nicht unglücklich oder unzufrieden, sie lieben ihre Kinder und ihren Partner. Sie gehen gerne zur Arbeit, sie genießen es, mit ihren Kindern zu spielen, sie zu versorgen, der Familie ein schönes Zuhause zu bieten und vieles mehr - aber sie stoßen dabei an Grenzen. Sie stehen ständig unter Strom, können nicht abschalten, haben das Gefühl, nie genug zu tun, nie gut genug zu sein, nie fertig zu werden. Sie schöpfen ihre Energiereserven vollständig aus und wenn die Alarmleuchten längst rot blinken, zwingen sie sich mit aller Kraft weiter und verdrängen die Signale, die Körper und Geist ihnen verzweifelt schicken. Sie sind zunehmen müde und antriebslos und machen trotzdem weiter, weil sie ja eigentlich müssen. Erschöpft, lustlos und gereizt verlieren sie die Freude an den Dingen, die sie eigentlich lieben.

Und genau aus diesem Grund brauchen sie nichts so dringend wie Achtsamkeit. Sie brauchen eine Strategie, die ihnen einerseits hilft, gelassen, belastbar, ruhig und besonnen mit all den Herausforderungen umzugehen, die sich nun einmal nicht vermeiden lassen. Die ihnen andererseits aber auch dabei hilft, wieder ein Gespür für ihre eigenen Bedürfnisse zu entwickeln.

Jede überforderte Mama hat an irgendeinem Punkt verlernt, ihre eigenen Grenzen wahrzunehmen und zu respektieren - genau das gilt es nun, dringend wieder zu erlernen. Deswegen brauchen Mamas Achtsamkeit, Meditation, Besinnung auf sich selbst, Betrachtung der eigenen Gedanken und Gefühle und schließlich die Fähigkeit, konstruktiv und gesund damit umzugehen.

Halten Sie sich das eindrücklich vor Augen, wenn Zweifel und das schlechte Gewissen anklopfen, wenn Sie sich fragen, ob Sie sich ein solches „Zusatzhobby" wirklich auch noch leisten können oder doch viel lieber die Zeit in sinnvolle Arbeit investieren sollten, wenn Sie überlegen, ob so ein bisschen Meditieren denn wirklich nötig ist oder Sie nicht einfach Ihren Zeitplan ein wenig effizienter gestalten könnten: Es ist nötig, es ist wichtig - und es kann irgendwann überlebenswichtig für Ihre Familie werden. Mit der vorläufigen Endstation „Psychotherapeutische Klinik für Burn-Out-Mütter" tun Sie niemandem einen Gefallen, sich selbst genauso wenig wie denen, die Sie bis zur Selbstaufgabe lieben. Investieren Sie jetzt ein wenig Zeit in sich - Sie investieren sie letztlich in Ihre Kinder und Ihre gesamte Familie. Lieben Sie sich selbst. Nur wer das tut und seine eigenen Grenzen wahrnimmt und seine Tanks wieder auffüllt, kann Liebe an andere weitergeben.

DIE ACHTSAMKEITSMEDITATION

Die Achtsamkeitsmeditation ist eine der am besten erforschten Meditationstechniken und zudem für fast jeden geeignet, deshalb steht sie auch im Zentrum dieses Buches. Weitere Techniken, die Sie vielleicht ausprobieren möchten, stelle ich Ihnen in den späteren Kapiteln des Buches vor, zunächst dreht sich alles um das Konzept der Achtsamkeit.

Grundlegendes über Achtsamkeitsmeditation

Der erste große Themenblock befasst sich ganz ausführlich mit dieser Meditationsform - so ausführlich, verständlich, lebensnah und alltagspraktisch, dass jeder Interessierte leicht Zugang dazu finden kann, ganz gleich, ob Meditationsneuling oder gar -skeptiker oder bereits erfahren im achtsamen Umgang mit sich selbst. Also machen wir uns zunächst einmal daran, herauszufinden, was es eigentlich alles zu wissen gibt über die Achtsamkeit.

Woher kommt sie, die Achtsamkeit? Vom buddhistischen Ursprung über westliche Psychologie in die Wohnzimmer des 21. Jahrhunderts

Obwohl heute im Westen als gänzlich religionsbefreite Technik praktiziert, liegen die Wurzeln dieser Meditationsform im Buddhismus, und zwar sprach bereits deren Begründer, Siddharta Gautama, von den vier Grundlagen der Achtsamkeit, innerhalb derer geübt und trainiert wird: Es geht um die achtsame Wahrnehmung von Körper, von Geist von gegenwärtigen Empfindungen und schließlich - etwas abstrakter - um die Wahrnehmung der Wahrnehmungen.

Der entscheidende Aspekt bei alldem: Es wird tatsächlich einfach nur wahrgenommen. Auf Bewertung, Einordnung, Urteil oder auch nur den Wunsch zur Veränderung wird völlig verzichtet, was vielleicht für den angst- und stressgeplagten Meditierenden im ersten Moment befremdlich klingt. Im Buddhismus kennt die Achtsamkeit in Form der sogenannten Vipassana-Meditation ein ganz konkretes Ziel; und zwar soll es dem Praktizierenden am Ende nichts anderes ermöglichen, als jedes Leid seiner Existenz zu überwinden. Eine durchaus verlockende Idee, der sich schließlich auch in handfesterer und vor allem wissenschaftlicherer Form Psychologen und Psychoanalytiker der westlichen Welt annahmen. Für sie war dann auch ein Aspekt von übergeordneter

Bedeutung, der heute den größten Unterschied zur ursprünglichen buddhistischen Meditationsform darstellt: Das Herauslösen der Übungspraxis aus ihrem religiösen Ursprung.

Diese Vorgehensweise sorgt bis heute für Diskussionen und das nicht nur im Fall der Achtsamkeitsmeditation, sondern etwa genauso beim Yoga, bei tantrischen Meditationstechniken und bei zahlreichen weiteren Besinnungs- oder gar Bewegungsformen, die die westliche Welt heute in Fitnessstudios oder VHS-Kursen praktiziert. Dabei geht es zum einen um die Frage, inwiefern es sich um ethisch-moralisch unangemessene Aneignung handelt, wenn man sich uralter, religiös-kulturell gewachsener Ideen bedient, um daraus zunächst den eigentlichen Kern herauszustreichen, nämlich das Göttliche. Zum anderen werfen Kritiker die Frage auf, wie viel Nutzen solche Techniken noch haben können, wenn der religiöse Ursprung daraus getilgt wird. Im Fall der Achtsamkeit ging man dieser Frage auf den Grund und zwar aus verschiedenen wissenschaftlichen Richtungen.

Insbesondere ein Name wird heute mit der Achtsamkeit in Verbindung gebracht und zwar der des US-amerikanischen Naturwissenschaftlers - ursprünglich Molekularbiologen - Jon Kabat-Zinn. Im Zuge seiner wissenschaftlichen Karriere arbeitete er lange Zeit mit Schmerzpatienten und wurde zunehmend mit Fällen konfrontiert, in denen medikamentös-medizinisch kaum Fortschritte erzielt werden konnten. Die Schmerzen blieben, ebenso jedoch Kabat-Zinns Wunsch, auch für diese Menschen etwas tun zu können. Beeinflusst von eigenen Yoga- und Meditationserfahrungen formulierte er einen gänzlich anderen Ansatz, der als zusätzliche „Therapie" zum Einsatz kommen sollte: Wenn der Mensch von den Schmerzen nicht zu befreien war, so müsse man eben den Fokus darauf legen, ihm zu helfen, mit diesen Schmerzen besser zurechtzukommen. Mutig formuliert: Dann soll der Patient eben lernen, den Schmerz nicht mehr so schmerzhaft zu finden.

Zu diesem Zweck begann er in den 1970ern an der University of Massachusetts damit, systematisch und grundlegend die Möglichkeiten einer solchen Komplementärbehandlung zu erforschen, und legte schließlich ein achtwöchiges Programm vor, unter dessen Bezeichnung die Welt Achtsamkeit heute am besten kennt: MBSR, *Mindfulness-Based Stress Reduction*, zu deutsch: Achtsamkeitsbasierte Stressreduktion.

Die Resultate dieses Programms waren beeindruckend, und zwar so beeindruckend, dass Mediziner unterschiedlichster Fachgebiete damit begannen zu erproben, ob nicht auch ihren Patienten mit den entsprechenden Techniken geholfen werden könnte. Große Aufmerksamkeit wurde dieser Idee beispielsweise im

Knappschaftskrankenhaus der Klinik Essen-Mitte zuteil. Die dort tätigen Mediziner Anna Paul und Gustav Dobos entwickelten hier 1999 ein spezielles ganzheitliches Behandlungskonzept, das sogenannte Essener Modell, in dem MBSR eine wesentliche Rolle spielt.

Die größten Erfolge feiert MBSR jedoch im Bereich der Psychotherapie. Auch die Forschungslage ist hier am umfangreichsten. Die vielleicht bedeutendste Arbeit stammt von den Kognitionspsychologen Williams, Segal und Teasdale, die sich mit der Wirkung von MBSR-Techniken auf Patienten mit rezidivierenden depressiven Störungen befasst und für speziell diese Personengruppe ein entsprechendes Programm entwickelt hat.

Heute ist die Achtsamkeit - ob im Rahmen spezifischer MBSR-Programme oder abseits davon - längst im therapeutischen, aber auch im privat praktizierten Mainstream angekommen. Es gilt als Selbstverständlichkeit, dass die Meditation auch ohne religiösen Überbau gut auskommt und ihren Anwendern zahlreiche langfristige psychische sowie körperliche Gesundheitsvorteile bringen kann. Viele Institutionen bieten Kurse an, für die teilweise sogar Krankenkassen die Kosten zu übernehmen bereit sind.

Noch viel mehr Menschen sind jedoch persönlich und in Eigenregie achtsam und das mit beachtlichem Erfolg. Es liegt in der Natur dieser Meditationstechnik, dass sie sich hervorragend dazu eignet, auch von Laien, Anfängern und spirituell Uninteressierten leicht erlernt und sowohl hochwirksam als auch langfristig angewandt zu werden. Und noch in einer weiteren Hinsicht hat sich der Fokus deutlich verschoben: Achtsamkeit, bzw. MBSR, richtet sich längst nicht mehr nur an bereits erkrankte oder stark belastete Personen, sondern betont ganz entschieden die umfangreiche und effiziente Möglichkeit der Vorbeugung.

Das heißt: Am besten fangen Sie an, achtsam zu sein, bevor es Ihnen schlecht geht. Achtsamkeit richtet sich gegen Stress, beginnen Sie also frühzeitig damit, Ihr persönliches Stresslevel systematisch und nachhaltig zu senken, um so sämtlichen stressbedingten Erkrankungen und Unannehmlichkeiten vorzubeugen.

Um in den folgenden Kapiteln Verwirrung vorzubeugen, ist an dieser Stelle noch eine kurze grundsätzliche Abgrenzung der einzelnen Begriffe voneinander hilfreich: Wenn wir von Achtsamkeitsmeditation sprechen, geht es um ein scharf umrissenes Konzept, das hauptsächlich mit Jon Kabat-Zinns MBSR-Programm in Verbindung gebracht wird, eben um jene Form der Meditation, von der Sie soeben gelesen haben. Sie folgt klaren Regeln und hat bestimmte Meditationen mit unveränderlichen Grundsätzen zum Inhalt, die in den nächsten Kapiteln auch genau erklärt werden.

Nicht zu verwechseln ist die Achtsamkeitsmeditation mit der Achtsamkeit an sich: Dieser Begriff ist viel weiter gefasst und bezeichnet schließlich eine bestimmte geistige Haltung sämtlichen Aspekten des Lebens gegenüber. So können Sie achtsam auf Ihre Bedürfnisse lauschen, achtsam mit Ihren Kindern umgehen, achtsam essen, achtsam im Gespräch mit anderen sein - kurz: Achtsamkeit ist eine aufmerksam wahrnehmende, offene, sensible, nicht wertende Haltung und Betrachtung gegenüber den Dingen, die Ihnen so in Ihrem Leben begegnen. Und natürlich wird diese Fähigkeit des Achtsam-Seins durch regelmäßige Achtsamkeitsmeditationen intensiv geschult, gleichzeitig bildet achtsames Wahrnehmen die Basis jeder Achtsamkeitsmeditation.

Der Begriff der Meditation ist ebenfalls noch einzuordnen: Achtsamkeitsmeditation ist eine Form der Meditation, aber es gibt noch viele weitere, von denen Sie einige in den späteren Kapiteln dieses Buchs kennenlernen werden. Meditation leitet sich vom lateinischen Wort *meditatio* ab, was „Nachdenken, Nachsinnen" bedeutet und hat schließlich genau diesen Zweck: Kontemplative Versenkung mit dem Ziel, seine innere Mitte zu finden, Stille zu erfahren, Ruhe zu erwirken bzw. im religiösen Kontext religiöse Versenkung und Verbindung mit Gott zu erfahren. Achtsam zu sein ist natürlich auch hier eine unerlässliche Voraussetzung.

Wissenschaftliche Erkenntnisse und die Funktionsweise der Achtsamkeitsmeditation

Und wie wirkt sie nun ganz konkret, die Achtsamkeit? Was macht es wirklich mit uns, wenn wir achtsam sind, wenn wir uns in bewusster Achtsamkeitsmeditation üben? Positive Veränderungen finden hier auf mehreren Ebenen statt. Zunächst einmal das Offensichtliche: Achtsamkeit als Meditation mindert Stress. Sie können sich bewusst für eine Meditationseinheit entscheiden, wenn Sie spüren, dass Ihnen gerade alles über den Kopf wächst, dass Sie hektischer werden, unruhig, fahrig, gereizt, denn all dies sind Zeichen einer akuten Überforderung, eines in diesem Moment deutlich zu hohen Stresslevels.

Es ist absolut sinnvoll, an diesem Moment einzuhaken und zu sagen: „Stopp. Ich spüre, wie der Stress, den ich offensichtlich gerade erlebe, etwas mit mir macht, das ich nicht möchte. Und um zu vermeiden, dass dieses Erleben mich dazu verleitet, mich auch auf eine Weise zu verhalten, die ich nicht möchte, halte ich jetzt inne." Dann meditieren Sie ganz bewusst und vorsätzlich den gegenwärtigen Stress weg. Das kann für den Moment hilfreich sein und durchaus sinnvoll, ist aber eng verzahnt mit der viel weitergefassten stressreduzierenden Wirkung: Durch regelmäßiges und nicht anlassbezogenes Meditieren verringern Sie ganz grundsätzlich Ihr

Stresslevel, indem Sie Ihre Resilienz stärken.

Ein einfaches Beispiel aus dem Mamaalltag kann diese Wirkung verdeutlichen: Stellen Sie sich einen hektischen Morgen vor, an dem Sie alleine mit Ihren beiden Kindern sind. Kind A soll in die Kita und heute sind Sie mehr als sonst darauf angewiesen, es dort auch pünktlich abzuliefern, denn mit Kind B steht ein Arzttermin an. Allerdings möchten beide nicht recht kooperieren. Kind A weigert sich vehement, in eine Hose zu schlüpfen, weil die Lieblingsjeans in der Wäsche ist, und eine andere ist es heute nicht bereit zu tragen. Kind B graut es schon seit gestern vor dem anstehenden Termin und es nutzt die Chance, sich hinter dem Sofa zu verkriechen. Die Zeit rinnt Ihnen nur so durch die Finger. Sie versuchen es mit Bitten und Schimpfen, nichts hilft. Sie spüren, wie Ihre eigene Anspannung steigt. Der Puls beschleunigt sich, Sie ballen die Fäuste und müssen kurz die Zähne zusammenbeißen und tief Luft holen, um Kind A nicht einfach anzuschreien, dass es jetzt endlich seine verdammte Hose anziehen soll. Jeder Mucks Ihrer Kinder bringt Sie nun näher an einen Wutanfall, den Sie natürlich unbedingt vermeiden möchten und Ihr eigenes Unvermögen, diesem unkontrollierbaren Druck in Ihnen etwas entgegenzusetzen, macht Sie nur noch verzweifelter und angespannter.

Es ist ganz egal, wie diese Situation nun endet, ob

Sie rechtzeitig beim Kinderarzt ankommen oder nicht - Sie haben in jedem Falle eine ausgewachsene, schwere Stresskrise erlebt. Wie Achtsamkeit hier nun helfen soll? Sicher nicht durch eine situationsbezogene Meditation. Es ist kaum vorstellbar, dass Sie nun beschließen, sich für eine Viertelstunde zurückzuziehen und bewusst Ihre Atmung zu verfolgen. Auch löst die Achtsamkeit nicht die realen Probleme - Kind A will seine Hose nach wie vor nicht tragen und Kind B verliert dadurch nicht die Angst vor dem Arztbesuch.

Was regelmäßige Achtsamkeitsmeditation aber sehr wohl bewirkt: Ihre persönliche emotionale Reaktion fällt deutlich gemäßigter aus, vielleicht können Sie sich sogar völlig aus der Situation herausnehmen. Der Druck in Ihnen, das Verlangen, selbst herumzubrüllen oder etwas in die Ecke zu schleudern, das quälende Gefühl, sich selbst nicht einfach perfekt kontrollieren zu können, das alles fällt deutlich milder aus. Ihr Pulsschlag bleibt niedrig, vielleicht schaffen Sie es, einfach zu denken: „Okay, das dauert offensichtlich etwas länger. Sowohl in der Kita als auch beim Arzt sind Menschen, die etwas von Kindern verstehen. Ich werde die Situation erklären und es wird sich alles regeln lassen." Sie sind gelassener und entspannter. Sie lassen sich nicht von der Situation mitreißen und natürlich wirkt dies in beide Richtungen: Mit Fassung, Ruhe und

Einfühlungsvermögen wird es Ihnen um einiges besser gelingen, Ihre Kinder dazu zu bewegen, das zu tun, was nun einmal nötig ist, denn Kinder haben unglaublich sensible Antennen für die Anspannung Ihrer Eltern.

Diese Fähigkeiten kann Achtsamkeit Ihnen schenken, allerdings nicht auf Knopfdruck: Es ist genau diese Wirkung, die Sie mit regelmäßigem, ausdauerndem Üben langfristig erzielen können. So hilft sie Ihnen dann tatsächlich bei allen möglichen Formen von Stress, nicht nur in Situationen der situativen Überforderung, wie eben beschrieben. Auch der unterschwellige, schwächer wahrnehmbare, dafür permanente Stress, den Sie etwa empfinden, wenn Sie in Ihrer Partnerschaft gerade eine komplizierte Phase durchleben, fällt deutlich schwächer aus und zermürbt Sie weniger - was Ihnen mehr Klarheit und Kraft gibt, konstruktiv an Problemen zu arbeiten. Und selbst in hochgradig herausfordernden Situationen wie etwa einer schwerwiegenden Erkrankung Ihres Kindes oder dem Verlust finanzieller Sicherheit hilft Achtsamkeit Ihnen dabei, den dadurch entstehenden Stress signifikant zu mindern. Hier schließt sich dann auch der Kreis zur situationsgebundenen Achtsamkeit: Je geübter Sie darin sind, je niedriger Ihr generelles Stresslevel bereits ist und je besser ausgeprägt Ihre Resilienz, desto höher ist die Wahrscheinlichkeit, dass Sie in einer akuten Stresssituation leicht und effizient auf die Ihnen zur Verfügung stehenden stressmindernden Techniken zurückgreifen können.

Dies ist die offensichtlichste Wirkung von Achtsamkeit. Die nächste Form, in der Sie Ihrer psychischen Verfassung zuträglich sein kann, hat ganz direkt mit ihrer wörtlichen Bedeutung zu tun. Wenn Sie Achtsamkeitsmeditation praktizieren, werden Sie achtsamer - in erster Linie sich selbst gegenüber. Sie nehmen sich selbst, Ihre Empfindungen und Ihre Bedürfnisse klarer wahr und können Ihr Verhalten anpassen. Das klingt nicht besonders spektakulär. Tatsächlich fußen jedoch zahlreiche Probleme letztlich darauf, dass Menschen das präzise Gespür für das, was sie brauchen, abhandengekommen ist. Sie merken nicht mehr, dass das, was ihnen jetzt gerade abverlangt wird, ein klein wenig zu viel ist; und damit verschieben sie diese Grenze kontinuierlich - und wundern sich dann, dass sie ständig gereizt und müde sind. In den allermeisten Situationen unseres Lebens hat der Automatismus die Kontrolle übernommen. Wir schlingen Essen in uns hinein, lesen nebenher WhatsApp-Nachrichten, drücken unserem Partner unaufmerksam einen routinierten Begrüßungskuss auf die Lippen - und bekommen kaum etwas davon mit. Nicht, wie es sich anfühlt, ob es sich noch richtig anfühlt, ob es uns guttut etc. Und ganz unauffällig geht uns damit auch die Chance durch die Lappen, etwas davon so richtig schön zu genießen. Achtsamkeit hingegen wird letztlich dazu führen, das richtige Arbeitspensum zu ermitteln, sich eine gesunde Ernährung anzugewöhnen und zum Wohlfühlgewicht zu kommen, die passende Rollenverteilung im Familienleben zu etablieren, eine bereichernde und gesunde Beziehung zu führen und viele weitere bedeutungsvolle Dinge mehr…

Diese Wirkweisen zusammengenommen führen nun nicht nur dazu, dass Ihr Leben einfach deutlich angenehmer wird, sondern sie werden ganz konkrete Auswirkungen auf Ihre Gesundheit haben, und zwar sowohl für die psychische als auch für die physische. Längst ist erwiesen, dass Stress eine Vielzahl an Krankheiten nicht nur begünstigt, sondern tatsächlich auslösen kann. Viele Wissenschaftler sagen, dass mehr als 75% aller Erkrankungen stressbedingt sind. Stress sorgt dafür, dass im Körper Hormone freigesetzt werden, die seine Handlungs- und Reaktionsfähigkeit kurzfristig deutlich erhöhen, etwa Adrenalin oder Kortisol.

Evolutionär betrachtet ist das sinnvoll. Diese Stoffe ermöglichen uns rasche Flucht, einen effektiven Angriff oder was auch immer die Erregungssituation gerade von uns verlangt. Für den Stress der heutigen Zeit sind sie allerdings nicht sonderlich hilfreich. Schließlich möchten Sie vor Ihren Kindern nicht davonrennen oder Ihren Chef niederschlagen, und so wird der aufgestaute Stress auch nicht situationsgerecht entladen. Auf diese Weise kann er zum Dauerzustand werden und führt zu Erkrankungen, deren verblüffende Bandbreite von Tinnitus und Herzinfarkt über Diabetes und Magengeschwür bis hin zu Verspannungen, Depressionen oder Panikattacken reicht. Man kann es nicht deutlich genug sagen: Stress ist nicht nur eine Befindlichkeitsstörung. Er führt nachweislich auf biologisch-chemischer Ebene zu schwerwiegenden gesundheitlichen Problemen. Wodurch er ausgelöst wird, spielt dabei keine Rolle und das gilt auch für die Gegenmaßnahme Achtsamkeit: Durch regelmäßiges Praktizieren stärken Sie Ihre geistige Widerstandskraft und können so ganz grundsätzlich und in jedem Bereich Ihres Lebens das Stressniveau senken - mit unermesslich kostbaren Folgen für Lebensqualität und -erwartung.

Werfen wir abschließend noch einen Blick auf die harten medizinischen Fakten, denn interessanterweise ist im Kontext der Achtsamkeitsmeditation die Datenlage hier erfreulich gut. Mehrere Studien, die jeweils höchsten wissenschaftlichen Anforderungen genügen, haben sich mittlerweile mit der Frage befasst, was denn bei MBSR-basierter Meditationspraxis eigentlich genau im Gehirn passiert und sie haben Beeindruckendes gefunden. So hat sich etwa ein Team um die Psychologinnen Dr. Britta Hölzel und Dr. Sarah Lazar mit Forschern der Universität Gießen, des Massachusetts General Hospital und der Harvard Medical School in Boston mit der Frage der sogenannten Neuroplastizität Meditierender befasst, also der Fähigkeit des Gehirns, Aufbau und Funktion zu verändern und anzupassen.

Herausgefunden haben sie, dass sich durch das Praktizieren MBSR-basierter Meditationstechniken in bestimmten Hirnarealen die Dichte der grauen Masse erhöht, unter anderem im Hippocampus, der uns bei Gedächtnisleistungen und Lernprozessen unterstützt. Auch in Teilen des Gehirns, die dem Menschen Mitgefühl und eine angemessene Wahrnehmung des Selbst ermöglichen, konnte im Kernspintomografen ein Dichtezuwachs beobachtet werden. In der Amygdala hingegen nahm die Dichte ab - ein Befund, der das von den Teilnehmern geschilderte gesunkene Stressniveau unterstützt, ist dieses Hirnareal doch bei der Prozesssierung von Stress und Angst aktiv. Neben der Erforschung konkreter Vorgänge im Gehirn bescheinigen auch Studien, die sich mit dem Erfolg angewandter Achtsamkeitspraxis bei verschiedenen Störungsbildern befasst haben, der Methode hohe Wirksamkeit!

Besonders hervorzuheben ist hier die bereits erwähnte Unterstützung von Patienten mit wiederkehrenden Depressionen. Auch wer unter Angststörungen leidet, zur Somatisierung neigt oder chronische Schmerzen hat, kann von Achtsamkeit stark profitieren. Für eine Reihe weiterer Beschwerden wie Schlaf- oder Essstörungen haben Studien Hinweise gefunden, die einen Nutzen zumindest nahelegen. Neben der Untersuchung der Wirksamkeit in Bezug auf manifeste Erkrankungen haben sich jedoch auch zahlreiche Studien damit beschäftigt, herauszufinden, ob und wie sehr der (noch) nicht konkret erkrankte, nur ganz alltäglich stressgeplagte Mensch von achtsamkeitsbasieren Techniken profitiert. Auch hier ist die Befundlage ebenfalls eindeutig: Regelmäßiges Meditieren kann sehr gut dabei helfen, das persönliche Stressempfinden zu minimieren, indem die eigene Wahrnehmung geschärft und durch konstruktive Gedanken- und Verhaltensmuster positiv auf die emotionale Befindlichkeit eingewirkt wird.

Achtsamkeit für Mamas: Warum und wie profitieren gerade Mütter davon?

Die Beweislage ist also recht eindeutig - Achtsamkeit hilft, und zwar prinzipiell jedem! Nun stellt sich die Frage, welche genauen Herausforderungen sich der achtsamen Mutter stellen und wie gerade Mamas von dieser Art der Meditation profitieren können. Denn wie bereits ausführlich festgestellt, befinden sich Mütter oft in einer ganz besonderen Gemengelage von Stress und manches davon geht leicht unter im Chaos der Problemvielfalt. Andererseits können gerade Mamas auch ganz besonders viel Nutzen aus der Achtsamkeit ziehen und sie über den Alltag verteilt immer wieder einstreuen.

Erstens: Achtsamkeit hilft, wieder festzustellen, was man gerade wirklich braucht - und was einen gerade wirklich überfordert. Genau das geht jedoch bei Müttern vor allem kleiner Kinder unter, denn der Nachwuchs fordert permanente Aufmerksamkeit und Fürsorge. Kaum eine Mama stellt sich hier regelmäßig die Frage nach der eigenen Befindlichkeit. Diese wird im Zweifelsfall erst einmal untergeordnet. Mütter sind ungeschlagene Meister der Selbstaufopferung.

Zweitens: Achtsamkeit lässt sich gut zwischendurch praktizieren, wenn man die Möglichkeit hat, sich geistig kurz zu „verabschieden" und dabei nicht fürchten muss, ertappt zu werden. Das geht hervorragend, wenn Ihr Baby gerade schläft oder der Knirps im Sandkasten buddelt - weitaus besser als etwa im Büro, wenn jederzeit der Chef hereinplatzen kann.

Drittens: Achtsamkeitseinheiten lassen sich teils hervorragend mit Kinderaktivitäten verbinden, freuen Sie sich etwa auf achtsames Kastaniensammeln, Wolken beschreiben oder Tiere beobachten.

Allerdings - als stressgeplagte Mama ahnen Sie das bereits – gilt es bei der mütterlichen

Achtsamkeitsmeditation natürlich auch, ganz spezielle Hürden zu nehmen. Da ist zunächst einmal der leidige Faktor „Zeit". Nicht wenige Mütter rollen hier vermutlich schon seufzend die Augen: Wo soll ich mir zwischen Essen kochen, Einkaufen, Trösten, Spielen, von der Kita abholen, Hausaufgaben überprüfen, Zähneputzen durchsetzen und Fußboden wischen bitte auch noch Meditierzeit freischaufeln? Hier hilft nur: Der entschiedene Entschluss und dann Disziplin - nicht nur beim Einfordern der Zeit, sondern auch dabei, dann nicht der Verlockung anheimzufallen, die kostbare Viertelstunde doch lieber für ein Nickerchen zu nutzen oder rasch die Mails zu prüfen. Machen Sie sich bereits vorab ausführliche und auch aufrichtige Gedanken darüber, wie, wann und in welchem Ausmaß Ihr Meditationsvorhaben realistisch ist.

Ein Tipp: Es ist wesentlich sinnvoller, zunächst „tiefzustapeln" und sich ein Pensum vorzunehmen, dass auf jeden Fall einhaltbar ist und dann bei guten Erfahrungen „nachzulegen." Andersherum ist die Frustration groß. Regelmäßigkeit - die gerade am Anfang immens wichtig ist! - lässt sich so nicht etablieren und die Wahrscheinlichkeit, die Achtsamkeit wieder aufzugeben, noch bevor man sie so recht begonnen hat, ist groß.

Und noch ein weiterer Faktor, der oft unentdeckt fernab der Oberfläche lauert, macht gerade jungen Müttern die Achtsamkeit schwer: Leise, vielleicht sogar

unbewusste Schuldgefühle. In so mancher Mama schwelen Gewissensbisse ob der Tatsache, dass sie sich gestresst, genervt oder gar überfordert fühlt, wirken doch
die strahlenden Mamas in Werbespots und den kunstvollen Inszenierungen in sozialen Medien stets, als würden sie fast schweben in einer Wolke des entrückten, erfüllenden und vollkommenen Glücks. Man kann nicht oft
genug sagen, dass das völliger Unsinn ist und gerade
junge, frischgebackene Mütter völlig unnötig unter
Druck setzt. Und deshalb sind Meditation und Selbstfürsorge auch kein Luxus, den Sie sich gönnen, sondern ein
absolutes Muss!

Allerdings, das soll an dieser Stelle nicht unerwähnt
bleiben, ist Achtsamkeit nicht uneingeschränkt und für
jeden geeignet, insbesondere, sobald wir uns im klinisch-psychologisch relevanten Bereich bewegen.
Grundsätzlich handelt es sich um eine äußerst sanfte
und zudem nebenwirkungsfreie Methode, aber - wie bereits erwähnt - sie wirkt und auf einige spezifische Personengruppen kann sie unerwünschte Effekte haben.
Zunächst sind dies akut suchtkranke Personen sowie
Menschen, die erstmalig eine Depression erleben. Auch
psychotische Patienten sollten MBSR-Techniken nur
nach Rücksprache mit behandelnden Ärzten und gegebenenfalls unter intensiver Betreuung anwenden.
Schmerzpatienten sollten ebenfalls vorab medizinischen

Rat einholen, was auch für alle anderen körperlich schwer erkrankten Menschen gilt.

Generell sollte vor dem tatsächlichen Start in die Achtsamkeitspraxis folgender Hinweis nicht unterbleiben: Achten Sie aufmerksam auf sich und seien Sie ehrlich mit Ihrer Selbsteinschätzung. Achtsamkeit ist für die allermeisten Mütter eine wunderbare Möglichkeit, Stress und Anspannung im Alltagstrubel effektiv und auf angenehme, früchtetragende Weise zu lindern. Dem gegenüber stehen jedoch Fälle, in denen die psychische Belastung bereits so weit vorangeschritten ist, dass professionelle Hilfe erforderlich wird. Wer in die Hände kundigen psychotherapeutischen oder psychiatrischen Personals gehört, der sollte keinesfalls versuchen, seine Probleme eigenständig mit Achtsamkeit oder irgendeiner anderen vergleichbaren Methode in den Griff zu bekommen. Seien Sie hier unbedingt aufrichtig sich selbst gegenüber und zögern Sie nicht, im Zweifelsfall ärztlichen Rat einzuholen. Das gilt auch, wenn Sie sich bereits in therapeutischer Behandlung befinden und nicht ganz sicher sind, ob Achtsamkeitsmeditation Ihrem Wohlbefinden und dem Behandlungsfortschritt zuträglich ist.

ACHTSAMKEIT – JETZT WIRD'S KONKRET

Und nun stürzen wir uns hinein in die Achtsamkeit!

Theorie und Praxis liegen hier eng beieinander. Also werfen wir zunächst einen Blick auf das theoretische Wie, bevor wir im Anschluss mit konkreten Übungen in die Praxis starten.

Grundlegende Informationen zur praktischen Anwendung

Sehen wir uns also im Detail an, was diese Meditationsform nun eigentlich ist, wie sie funktioniert und angewendet werden kann und was dazu benötigt wird. Eines schon vorab: Es ist weder umständlich noch kompliziert. Sie benötigen keine Ausrüstung und kein Vorwissen und keinerlei Erfahrung mit Meditation, Yoga o.Ä.. Falls Sie etwas Derartiges bereits praktizieren - umso besser, dann finden Sie hier eine gute Ergänzung, und wahrscheinlich wird Ihnen das eine oder andere leichter fallen. Aber gerade, wenn Sie es mit anderen Techniken schon einmal versucht und keinen so rechten Zugang gefunden haben, ist Achtsamkeit eine wunderbare Option, da sie genau die Klippen umschifft, an denen viele Meditationsanfänger hängen bleiben: Fehlende konkrete, nach genauer Anweisung umsetzbare Übungsmethoden.

Wertungsfrei, geduldig, neugierig, akzeptierend: Was Achtsamkeit ausmacht

Was genau ist nun Achtsamkeitsmeditation? Das ist kurz und knapp erklärt und klingt dabei vielleicht einfacher und bedeutungsloser, als es tatsächlich ist.

Achtsamkeit verlangt, sich intensiv und aufmerksam mit den eigenen Wahrnehmungen und Empfindungen des gegenwärtigen Moments auseinanderzusetzen, ohne diese zu bewerten, zu verurteilen oder auch nur verändern zu wollen. „Was?" fragen Sie sich vielleicht, „was habe ich denn dann davon?" Eine ganze Menge. Durch dieses bewusst aufmerksame, zwangfreie Wahrnehmen schulen Sie Ihren Blick auf sich selbst und Ihre *tatsächlichen* Wahrnehmungen - was nicht selten abweicht von dem Bild, das wir von uns haben. Sie gehen damit letztlich Dingen auf den Grund und versetzen sich so in einen gedanklichen Zustand, der es Ihnen ermöglicht, anschließend die Dinge zu verändern, die es wirklich zu verändern gilt.

Denn insgesamt geht es im Stressmanagement um zwei Dinge: Das Veränderbare vom Unabänderlichen zu trennen und zu lernen, das Unabänderliche gelassener hinzunehmen. Bei beidem ist die Achtsamkeit eine große Hilfe, denn der Faktor, der hier den Unterschied macht, ist die vielzitierte Resilienz: Ihre persönliche Widerstandskraft gegen die Zumutungen des Lebens, ganz gleich, ob groß und belastend oder klein und nur störend, ob ausgelöst von anderen Menschen oder von Dingen, auf die wir keinen Einfluss haben. Achtsamkeit hilft Ihnen dabei, einen realistischen und offenen Blick auf Ihre Wahrnehmung zu bekommen; zu verstehen, warum

Sie fühlen, wie Sie fühlen und in letzter Konsequenz darauf Einfluss zu nehmen, indem Sie Ihre Reaktion so verändern, dass Sie mit Ihrer tatsächlichen Einschätzung übereinstimmt.

Nicht selten liegt hier das Problem: Sie wissen genau, dass etwas Sie belastet hat - aber eigentlich überhaupt nicht, weshalb und in welcher Form.

Das alles ist „achtsam sein", das Sie über Achtsamkeitsmeditation erlernen können. Es ist jedoch noch keine Achtsamkeitsmeditation an sich. Zu ihr gibt es einen entscheidenden Unterschied: Sie verwenden diese *nicht,* um eine Lösung zu finden - ganz im Gegenteil. Was Sie tun, ist sich mit all Ihren Sinnen auf das Hier und Jetzt zu fokussieren, ganz gleich, wie banal eine Situation auch sein mag.

Tatsächlich haben Achtsamkeitsmeditationen die einfachsten Tätigkeiten und Wahrnehmungen zum Inhalt, die man sich vorstellen kann, etwa Atmen, Gehen oder einfach nur Sitzen. Durch die meditativ-hochbewusste Betrachtung dieser Selbstverständlichkeiten versetzen Sie sich schließlich in einen Zustand gedanklicher Klarheit und Ruhe, der sich bei regelmäßigem Üben ganz von selbst auf das grundsätzliche, alltägliche Empfinden überträgt und Ihnen schließlich erlaubt, Dinge so zu beeinflussen und zu verändern, wie sie Ihnen wirklich dienlich sind. All Ihre Sinne, jede Faser Ihrer Gedanken verweilen bei der Achtsamkeitsmeditation auf der konkreten, unmittelbaren Gegenwart:

Was können Sie jetzt in diesem Moment wahrnehmen? Wie fühlt sich der Stoff Ihres Schals an Ihrem Hals an? Wo berührt die Kante des Schreibtisches Ihr Handgelenk und wie fühlt sich der leichte Druck an? Was empfinden Sie, wenn Sie an den Streit denken, den Sie vorhin mit Ihrer Tochter hatten? Schmerzt Sie das und wo genau spüren Sie diesen Schmerz in Ihrem Körper? Was spüren Sie, wenn Sie das Grau vor der Fensterscheibe sehen? Wie fühlt sich die weiche Haut Ihres schlafenden Babys an, dessen Wange gegen Ihre Hand lehnt?

Das Schlüsselelement der Achtsamkeitsmeditation liegt jedoch noch einen kleinen, gar nicht so einfachen Schritt entfernt: Nehmen Sie all das wahr, aber bewerten Sie es nicht. Bewerten Sie nicht den Streit, bewerten Sie nicht Ihre Empfindungen ob des Streits, sortieren Sie nichts in Kategorien, widerstehen Sie Einordnungen wie richtig und falsch, angemessen und unpassend, schön und schlecht, gut und böse. Sie werden sehr schnell merken, wie schwer Ihnen das fällt. Wahrscheinlich werden Sie finden, dass der Schal ein wenig zu kratzig ist und dass Sie absolut im Recht waren, Ihrer Tochter diese Party zu verbieten, dass das Himmelsgrau deprimierend ist und einem wirklich die Stimmung verdirbt und dass die Haut Ihres Babys gerade perfekt warm und weich ist.

Zu lernen, das zu unterlassen, braucht vor allem eines: Geduld, nahezu unendliche Geduld.

Dasselbe gilt für die zweite Komponente der Achtsamkeitsmeditation: Bleiben Sie bei der Wahrnehmung Ihrer Wahrnehmungen, tun und denken Sie nichts anderes. Schweifen Sie nicht ab. Lassen Sie Ihre Gedanken nicht zu Ihrer noch erschreckend langen To-Do-Liste wandern, nicht zum leckeren Mittagessen, nicht zum gestrigen Spielplatzbesuch, nicht zur dreckigen Jacke Ihres Sohnes. Es ist sicherlich keine große Überraschung: Diese Herausforderung ist fast noch größer als die, nicht zu bewerten. Schuld ist das, was Meditierende den „Monkey Mind" nennen, unseren Geist, der fortwährend herumspringt wie ein Affe und keine Lust hat, sich zähmen zu lassen und still dort zu verweilen, wo wir ihn haben wollen.

Sie können Jahre mit Achtsamkeitsmeditation verbringen und noch immer werden Ihre Gedanken Ihnen davonhüpfen. Das macht aber nichts. Sie werden nach einiger Zeit bemerken, dass diese gedankliche Unruhe immer weiter abnimmt, dass es Ihnen zunehmend leichter fällt, fokussiert zu bleiben und auch, im Falle eines Abschweifens, Ihre Gedanken leichter und schneller wieder „einzufangen". Und genau das ist es, was Sie tun sollen: Wenn Sie bemerken, dass Ihr Geist auf Wanderschaft geht, nehmen Sie auch das kurz wahr, so wie Sie alles wahrnehmen. Notieren Sie es innerlich, ohne es zu bewerten und ohne sich dafür zu kritisieren. Denken Sie sich: „Aha, da bin ich also abgeschweift," und kehren Sie dann wieder zum Gegenstand Ihrer Betrachtungen zurück.

Dieser kann übrigens ganz unterschiedlich gewählt werden. Verschiedene Meditationen legen den Fokus auf verschiedene Dinge. So können Sie bei einer Atemmeditation Ihren Atem und alles, was damit zusammenhängt, wahrnehmen. Eine Körpermeditation konzentriert sich auf die Körperwahrnehmung. Bei einer Essmeditation betrachten Sie die Empfindungen während des Schluckens, Beißens und Kauens. Hierin liegt der unschlagbare Vorteil der Achtsamkeitsmeditation gerade für Meditationsunerfahrene und sogar -unwillige: Sie sollen nicht einfach nichts denken, sondern haben ganz im Gegenteil äußerst konkrete und leicht zu befolgende Gedankenanweisungen. Und wenn Sie eben abschweifen - nicht so schlimm. Kehren Sie einfach wieder zurück. Sie haben nichts verloren, Sie sind nicht gescheitert. Genau so funktioniert Achtsamkeit. Und langfristig hilft Sie uns auf diese Weise, in unserem Leben zu wirklichen und wahrhaftigen Veränderungen zu kommen. Durch diese Übungen finden wir zu Resilienz, zu der Fähigkeit, die letztlich bestimmt, wie gut oder schlecht wir mit der Welt zurechtkommen.

Worauf Sie sich einstellen sollten, bevor Sie beginnen

Was alles mit Achtsamkeit bewirkt werden kann, darüber wissen Sie nun bereits Bescheid. Bevor Sie sich gleich direkt in die Praxis stürzen, sind aber noch ein paar Rahmenüberlegungen hilfreich. Zwar verlangt die Achtsamkeit nicht viel, umso wichtiger ist es jedoch, dass die wenigen entscheidenden Parameter gegeben sind, ansonsten machen sich recht bald Frust und Verärgerung anstelle von Gelassenheit breit. Zunächst ist festzuhalten: Sie benötigen keine Ausrüstung und nicht zwingend viel Zeit. Der Zeitrahmen ist dennoch ein Schlüsselelement, und zwar kommt es hierbei in erster Linie darauf an, dass Sie ihn so stecken, wie er für Sie persönlich optimal ist. Geben Sie sich also unbedingt die Zeit, die Sie benötigen, um sich auf die Übungen einlassen zu können, aber überfordern Sie sich auch nicht.

Machen Sie sich zudem bereits im Voraus eine Sache unbedingt bewusst: Achtsamkeit ist nicht unbedingt ein angenehmer Zustand. Im Gegensatz zu etwa kleinen Fantasiereisen, bei denen Sie sich gedanklich an einen sanft plätschernden Bach versetzen, um für einige Momente aus der Realität herauszuschlüpfen und sich so unmittelbare und kurzfristige Entspannung zu verschaffen, legt die Achtsamkeit ja gerade ganz schonungslos den Fokus auf die Realität: Auf das Hier und Jetzt, mit seinen Kopfschmerzen und dem zwickenden BH-Verschluss und dem leichten Magengrummeln nach dem zu fettigen Mittagessen, aber auch mit seinen Versagensängsten, seinen Gewissensbissen, seiner Enttäuschung und seiner Wut. All das blenden Sie nicht aus, sondern nehmen es wahr, ohne es beiseitezuschieben und zu bewerten, was natürlich keinesfalls immer ein seelisches Blumenpflücken ist. Über genau dieses Annehmen jedoch wirkt die Achtsamkeit. Machen Sie sich dies immer wieder bewusst, ansonsten wird bereits die erste Einheit Sie enttäuschen. Auch sofortige Entspannung stellt sich nicht auf Befehl ein, ganz im Gegenteil können einzelne Wahrnehmungen zunächst auch aufwühlend sein. Der entspannende, gelassen machende Effekt der Achtsamkeitsmeditation ist ein langfristiger. Wenn Sie nur einfach kurz mal durchatmen wollen, denken Sie lieber an einen schönen Sandstrand!

Formale Meditation und Zwischeneinheiten

Wie an früherer Stelle bereits erwähnt, gibt es nun unterschiedliche „Teilbereiche" der Achtsamkeitsmeditation. Die Basis bildet das, was der in der MBSR-Praxis formale Meditation genannt wird, also geplante und idealerweise regelmäßige Meditationseinheiten. Während dieser nehmen Sie sich eine bestimmte Meditation vor, etwa eine Atemmeditation oder eine Körpermeditation. Die Länge ist übrigens recht beliebig. Zu Beginn empfehlen sich kürzere Einheiten. Fangen Sie mit etwa zehn Minuten an. Je geübter Sie werden, desto leichter werden Ihnen dann auch längere Einheiten fallen, und irgendwann empfinden Sie dann vielleicht sogar eine Dreiviertelstunde als angenehm.

Wichtig ist, dass Sie sich nicht unter Druck setzen und das Gefühl bekommen, Sie müssten etwas leisten oder beweisen, denn damit zerstören Sie lediglich den positiven Effekt Ihrer Meditation und verlieren vermutlich sehr schnell Motivation und Lust. Beginnen und steigern Sie in einem Ausmaß, das Ihnen angenehm ist und das Sie nicht überfordert. Ergänzend zu diesen formalen Meditationssitzungen können Sie dann beliebig oft, beliebig lang und beliebig viele spontane Zwischeneinheiten einfügen. Gerade diese sind für Mütter Gold wert! Sie lassen sich bestens in den Alltag integrieren, ganz gleich, wie hektisch und vollgestopft der sein mag. Nutzen Sie die drei Minuten, die Sie vor der Grundschule stehen und darauf warten, dass Ihr Sohn herausgestürmt kommt. Nehmen Sie sich ein wenig Zeit, während Sie den Kinderwagen durch den Park schieben in der Hoffnung, Ihr zahnendes Baby möge noch eine Weile ruhig schlafen. Seien Sie achtsam, wenn Sie Ihren Kaffee schlürfen oder nutzen Sie die Geschirrspülzeit.

Um bei der Sache zu bleiben, hilft zudem eine gewisse Routine: Nehmen Sie sich beispielsweise vor, jedes Mal, wenn Sie Geschirr spülen, einige Minuten dabei achtsam zu sein oder bei jedem Spaziergang eine bestimmte Strecke achtsam zurückzulegen. Beim Mittagschlaf ihres Kleinkindes einige Minuten achtsam sein Schlafen zu betrachten oder ein bestimmtes Getränk, das Sie regelmäßig konsumieren, achtsam zu sich zu nehmen. Durch die selbstverständliche Regelmäßigkeit dieser Achtsamkeitsintervalle steigern Sie ganz erheblich Ihre Fähigkeit, den irrlichternden „Monkey Mind" immer besser unter Kontrolle halten und schneller wieder einfangen zu können, was sich schließlich auch bei den formalen Meditationen bemerkbar macht.

Wenn es Ihnen gelingt, können Sie kurze Achtsamkeitsphasen auch ganz bewusst in Stresssituationen einsetzen, um sich wieder stabil in der gegenwärtigen Realität zu verankern. Hier geht es dann weniger um tatsächliche Meditationen, sondern eher um bewusstes, achtsames Innehalten, um die eigenen Missempfindungen klar wahrzunehmen, zu präzisieren und dann gegebenenfalls auch darauf reagieren zu können. Weigern Sie sich bewusst, einfach in den Automatikmodus zu schalten und „durchzuhalten", sondern setzen Sie dem unachtsamen Trott Achtsamkeit entgegen.

Werden Sie aufmerksamer gegenüber bestimmten Warnsignalen, mit denen Ihr Geist Ihnen sagt, dass die Belastung im Moment tatsächlich ein zu hohes Ausmaß annimmt – etwa eine erhöhte Reizbarkeit gegenüber Dingen, die Sie üblicherweise nicht sonderlich stören würden: beispielsweise ein Schnalzgeräusch, das Ihr Sohn gerade wiederholt mit seinem Mund produziert, oder die fordernden Rufe Ihrer Tochter. Vielleicht beginnen Sie auch zu schwitzen oder fühlen, dass Ihre Atmung flacher wird. In jedem Falle ist es von höchster Wichtigkeit, dass Sie dieser achtsamen Beobachtung folgen und sich erlauben, bewusst geistig Abstand von der stressauslösenden Gesamtsituation zu nehmen.

Sie sehen also, dass Achtsamkeit an unzähligen, unterschiedlichsten Stellen Nutzen hat und Hilfe bieten kann. All diese Achtsamkeitsformen ergänzen sich gegenseitig und wirken gemeinsam auf ein langfristig und umfassend gesenktes Stressniveau hin. Keinesfalls lassen sich die formalen Einheiten durch Zwischenintervalle ersetzen, denn hier wird gewissermaßen der meditative Grundstein gelegt und systematisch ein Fundament erbaut. Die zusätzlichen Alltagsbesinnungen sind jedoch eine unersetzliche Hilfe dabei, die Wahrnehmungsfähigkeit gegenüber sich selbst zu schärfen und die in den Meditationen abgekapselt erworbenen Kompetenzen ganz praktisch in den Alltag zu überführen.

Die Mischung aus beiden Übungsformen ermöglicht langfristig die besten Resultate und ist gerade in der Anfangsphase ein guter Helfer, sich „hineinzufinden" in diese neue Art der Gedankenübungen. Versuchen Sie, Ihre Routinen konsequent aufrechtzuerhalten und möglichst viele kleine Einheiten einzustreuen, denn nur durch häufiges Wiederholen haben wir die Möglichkeit, Strukturen im Gehirn und sich daraus ableitende Verhaltensmuster nachhaltig zu verändern.

Mit allen Sinnen wahrnehmen: Achtsamkeitsmeditation in der praktischen Anwendung

Nun haben Sie zwar bereits gelesen, was es im Großen und Ganzen über Achtsamkeit zu sagen gibt, aber womöglich können Sie sich noch immer nicht vorstellen, was Sie denn nun eigentlich *tun* sollen. Schließlich klingt es genauso simpel wie vage „achtsam zu sein", „sich wahrzunehmen" o.Ä. Außerdem fällt es dem Verstandesmensch, der den Großteil seines Tages damit verbringt, möglichst automatisiert und effizient zu funktionieren, schwer, daran zu denken, dass er eben einfach nichts tun soll und dadurch Veränderungen herbeiführen kann.

Die folgenden Kapitel bieten deshalb detaillierte, einfache und eingängige Beschreibungen der einzelnen Meditationen, die letztlich nichts anderes sind als genaue Betrachtungen und aufmerksame Wahrnehmungen. Das ist genau das, was Sie wieder lernen müssen: sich zu gestatten, den Fokus bewusst wegzunehmen von Windelwechseln, Fläschchenwärmen, Hausaufgabenhilfe und Erziehungsdiskussionen und ihn auf sich selbst zu richten - auf den Menschen, auf die Person in der Mama. Die ersten Beschreibungen erscheinen Ihnen vielleicht ungewöhnlich ausführlich für die Einfachheit der dargestellten Handlungen, auf genau diese Weise wird Ihnen jedoch vor Augen geführt, wie achtsam Sie eigentlich tatsächlich sein können - in jedem noch so profanen Moment.

Achtsames Händewaschen als Einstiegsmeditation

Sie können das Abenteuer auf eine denkbar unspektakuläre Weise beginnen, die doch gleichzeitig all das beinhaltet und verdeutlicht, um was es bei der Achtsamkeit geht: Waschen Sie sich doch einfach mal achtsam die Hände! Nicht erst seit der Corona-Pandemie ist es ratsam, diesen Vorgang nicht hektisch in zehn Sekunden „herunterzuspulen", sondern sich dabei Zeit zu lassen und gründlich vorzugehen. Und damit wird es zu einer hervorragenden Meditation, denn Sie erspüren gleichzeitig den Unterschied zur Nicht-Achtsamkeit.

Wissen Sie eigentlich, wie es sich anfühlt, die Seife zwischen den Fingern zu verreiben? „Na sicher", werden Sie sagen, und natürlich wissen Sie es, denn Sie haben es viele tausende Male getan, aber: Sie fühlen es nicht mehr. Sie geben Seife auf Ihre Hände, verreiben sie, spülen sie ab, und das tun Sie in der Regel ganz ohne sich der einzelnen, feinen Empfindungen bewusst zu werden. Ihr

Gehirn filtert die exakte Analyse der Schaumkonsistenz für Sie heraus, ein lebensrettender Mechanismus, denn würden Sie jederzeit alles im Detail bewusst wahrnehmen, würden Sie vermutlich verrückt. Bei der Achtsamkeitsmeditation tun Sie jedoch nun genau das vorsätzlich.

Und was genau sollen Sie nun tun? Hände waschen – und jede Sekunde davon aufmerksam wahrnehmen, jeden Gedanken nur auf diesen Vorgang ausrichten. Tun Sie es in übertrieben detaillierter Art und Weise. Sezieren Sie wie ein Forscher jede Wahrnehmung, so gleichgültig und wertungsfrei wie ein Laborarbeiter. Halten Sie Ihre Hände unter den Wasserstrahl und spüren Sie die Benetzung Ihrer Haut. Ist das Wasser kalt oder warm? Wärmer als Sie erwartet haben, kühler als Ihre Hände? Wie fühlt es sich an, wenn es zwischen den Fingern hindurchrinnt, wenn es auf einen anderen Finger tropft oder sich in der Handinnenfläche sammelt? Geben Sie die Seife auf Ihre Hände und spüren Sie, wie die Substanz mit Ihrer Haut in Kontakt kommt. Ist sie kälter oder wärmer als das Wasser? Zerfließt sie rasch oder bleibt sie auf einen Klecks konzentriert?

Neben dem Tastsinn können Sie auch Ihre anderen Sinne miterleben lassen: Welche Farbe hat die Seife? Ist sie transparent oder milchig, bricht sich das Licht darin, wirkt sie geleeartig oder eher flüssig, zeichnen sich

Schlieren darin ab, glänzen einzelne Partikel? Gehen Sie dann dazu über, Ihre Hände wie gewohnt einzuseifen, aber tun Sie auch dies langsam und bewusst. Wie fühlt es sich an, wenn das Gel zu Schaum wird? Können Sie einzelne Bläschen spüren, fließt etwas davon an Ihrem Handgelenk hinab? Kitzelt das vielleicht ein wenig, ist es kühl, fühlt es sich wässrig an? Wie verändert sich die Farbe während des Aufschäumens? Mittlerweile kann auch Ihre Nase sich beteiligen: Wie riecht die Seife? Hat sie einen blumigen Geruch, einen frischen, einen erdigen? Ist er eher dezent oder stark, intensiviert er sich, je mehr Sie reiben? Können Sie die Seife zwischen Ihren Fingern fühlen, womöglich sogar unter den Nägeln? Wenn Sie fertig eingeseift haben, spülen Sie Ihre Hände ab und nehmen Sie erneut das Wasser auf Ihrer Haut wahr. Fühlt sich das Herabfließen nun anders an als zu Beginn mit dem klaren Wasser? Können Sie spüren, wie die verdünnte Seife ihre Textur verändert? Schauen Sie auch wieder genau hin: Bilden sich große Schaumkleckse, verflüssigen sich einige Bereiche rascher als andere? Können Sie spüren, wie aus dem Wasser-Seife-Gemisch langsam wieder klares Wasser wird und wie fühlt es sich an, nachdem der letzte Seifenrest abgespült ist? Trocknen Sie anschließend Ihre Hände ab und spüren Sie die Berührung des Handtuchstoffs. Ist er weich, kratzig, dicht, fest, schon recht feucht oder noch ganz trocken? Wie fühlen sich Ihre Hände im getrockneten

Zustand an? Spannt die Haut vielleicht ein wenig oder fühlt sie sich geschmeidig an? Können Sie noch Spuren des Seifengeruchs daran wahrnehmen oder riecht Ihre Haut wieder neutral?

Während all dieser aufmerksamen Betrachtungen sind nun zwei Dinge wichtig. Erstens: Bewerten Sie nicht. Lassen Sie sich nicht verleiten, die Wahrnehmungen in *angenehm* und *unangenehm* oder Ähnliches zu unterteilen, also etwa zu denken: „Die Seife riecht gut." „Das Wasser ist viel zu kalt," oder „das Kitzeln ist unangenehm." Nehmen Sie einfach nur wahr, ohne zu urteilen, sondern sehen, fühlen und riechen Sie einfach, was ist und lassen Sie diese Wahrnehmung dann davonziehen. Also beispielsweise: „Die größeren Bläschen kitzeln in den Fingerzwischenräumen. Ich nehme das wahr und nichts weiter und jetzt lasse ich den Gedanken an diese Wahrnehmung davontreiben." Zweitens: Bleiben Sie in Ihren Gedanken voll und ganz bei den beschriebenen Wahrnehmungen, bzw. bei weiteren Wahrnehmungen, die Sie im Bezug auf das Händewaschen machen.

Ich warne Sie vor: Das wird Ihnen ganz sicher nicht gelingen. Ihnen wird ein Fleck auf dem Spiegel auffallen und Sie werden daran denken, den unbedingt später abzuwischen. Sie werden den Hosenbund fühlen, der vielleicht noch nicht in der exakt richtigen Position sitzt. Vielleicht fällt Ihnen das Mittagessen ein oder der

genervte Gesichtsausdruck Ihrer Tochter über der Eng-
lischhausaufgabe. Sie werden denken: „Ach, jetzt habe
ich vergessen, das Toilettenpapier mit aus dem Auto zu
nehmen" oder „wenn mein Mann nach Hause kommt,
muss ich Ihn dringend nach dem Formular für den Was-
serzähler fragen." Vielleicht spielt auch mit einem Mal
eine Liedzeile aus dem letzten Song im Radio in Endlos-
schleife in Ihrem Kopf. Es ist Ihr „Monkey Mind", der hier
wild durch die Gegend hüpft und keine Lust hat, sich nur
mit Seifenschaum zu beschäftigen, und Sie werden feststellen, dass er in seiner Flatterhaftigkeit überaus be-
harrlich ist.

Jedes Mal, wenn Ihnen bewusst wird, dass Sie abgeschweift sind, tun Sie nichts anderes, als das zu registrieren und Ihre Gedanken gezielt wieder zum Gegenstand
Ihrer Betrachtung zurückzuholen, also etwa der Tempe-
raturwahrnehmung des Wassers. Sie sagen sich also innerlich: „Oh, da bin ich also abgeschweift." Aber auch
diese Tatsache nehmen Sie einfach nur wahr, so wie Sie
alles andere gerade wahrnehmen. Sie bewerten es nicht,
Sie verurteilen sich nicht für Ihr Abschweifen. Das Interessante daran: Sie haben tatsächlich auch keinen Fehler
gemacht. Diese Fehlannahme entmutigt zu Beginn viele
Achtsamkeitsneulinge. Sie stellen fest, dass sie nahezu
ständig abgeschweift sind und denken, die Meditation
habe also nicht funktioniert. Das ist nicht zutreffend.

Ganz im Gegenteil ist dies ein ganz natürlicher Bestandteil der Meditation: Sich stets immer wieder aufs Neue seines geistigen Irrlichterns gewahr zu werden und bewusst das Denken zurück zu dem Punkt zu leiten, an dem man es haben möchte. Sie werden außerdem die Erfahrung machen, dass es Ihnen recht bald deutlich länger gelingt, den Fokus zu behalten, und dass Sie Ihren Affengeist erheblich schneller wieder einfangen können - ein deutliches Zeichen dafür, dass Ihre Meditationen etwas in Ihrem Geist bewirken. Übrigens wird dieses Abschweifen sich niemals ganz verlieren. Egal, wie lange Sie sich in Achtsamkeitsmeditationen üben, es wird Ihnen auch nach Jahren noch passieren.

Nun haben Sie einen kompletten Händewaschgang hinter sich und vermutlich haben Sie ihn noch nie zuvor derart intensiv wahrgenommen! In dieser alltäglichen Tätigkeit liegt also bereits eine immense und zumeist völlig vergessene Fülle an Wahrnehmungen, und Sie werden vermutlich überrascht sein von der Wirkung dieser gezielten und achtsamen Beobachtung. Natürlich ist von einem solchen Erstversuch keine Wunderwirkung zu erwarten, aber vielleicht machen Sie eine erste, ahnungsvolle Erfahrung davon, welche mögliche Wirkkraft in diesem absichtlich herbeigeführten Widerspruch zum üblichen Automatismus liegen kann.

Die Macht zur bewussten Schaffung von Ruhe und

Klarheit im eigenen Geist ist nicht selten beim ersten Versuch bereits eine beeindruckende, weil verblüffende Erfahrung. Und nicht wenige Menschen erleben diese Wahrnehmungsphase als das, was sie langfristig tatsächlich *auch* bedeuten soll: Eine kleine, kostbare Pause in der Hektik der alltäglichen Welt. Gönnen Sie sich eine solche immer wieder, den ganzen Tag über, und dabei müssen Sie sich keineswegs aufs Händewaschen beschränken.

> ## Immer wieder mal zwischendurch achtsam:
>
> ... *Zähneputzen*
>
> ... *Schnürsenkel binden*
>
> ... *Bluse zuknöpfen*
>
> ... *Haare kämmen*
>
> ... *Bodylotion auftragen*

Gehmeditation, Atemmeditation, Bodyscan: Die Basis der Achtsamkeitspraxis

Vielleicht spüren Sie in Gedanken gerade noch den

cremigen Seifenschaum Ihrer ersten Achtsamkeitsmeditation auf den Händen und hängen dieser neuen, wachen Erfahrung noch ein wenig nach. Und hoffentlich hat diese Erfahrung vor allem eines in Ihnen ausgelöst: Nämlich Neugierde und Lust auf mehr davon. Prima, dann können Sie jetzt richtig einsteigen in die Achtsamkeit!

Die folgenden Kapitel bringen Ihnen nun die grundlegenden Meditationstechniken nahe, die das Fundament der MBSR-Programme bilden und auch darüber hinaus als Basics der Achtsamkeit betrachtet werden. Vielfach erprobt und von tausenden Praktizierenden auf der ganzen Welt geschätzt helfen Sie Ihnen systematisch und zuverlässig dabei, die Technik des Achtsam-Seins zu erlernen und dauerhaft in Ihren Alltag zu integrieren. Die nun vorgestellten Meditationen zielen auf formales Meditieren ab, sie sind also für jene geplanten, regelmäßig stattfindenden Achtsamkeitseinheiten geeignet, die die Basis Ihrer Meditationsroutine bilden.

Sämtliche dieser Übungen lassen sich zeitlich ganz unterschiedlich ausdehnen, beginnen Sie mit kürzeren Einheiten und wenn Sie merken, dass es Ihnen besser und länger gelingt, den Fokus zu behalten, verlängern Sie die Sitzungen. Nehmen Sie sich zudem ein wenig zusätzliche Zeit vor und nach Ihrer Meditation, um sich angemessen einstimmen zu können. Nutzen Sie diese

Momente zu Beginn, um in der Gegenwart anzukommen
und lassen Sie bewusst alles, was Sie möglicherweise
noch beschäftigt, für einige Zeit draußen vor der Tür.

Nehmen Sie Ihre Meditationsumgebung wahr, lauschen Sie auf Geräusche, sehen Sie sich den Raum an und
warten Sie einfach einige Momente darauf, dass die Einflüsse des Tages sich langsam in Ihnen setzen und in den
Hintergrund treten. Nach der Meditation sollten Sie
ebenfalls nicht sofort aufspringen und weitereilen, sondern sich noch einige Momente gönnen, um wieder anzukommen in Ihrer Umgebung. Versuchen Sie, durch das
sanfte, langsame Ausschleichen etwas von der gerade
erworbenen achtsamen Haltung mit in den Tag hinauszunehmen. Auch gilt für jede Meditationsform, dass der
entscheidende Faktor Ihre intensive, neugierige und aufmerksame Betrachtung ist. Erinnern Sie sich an das achtsame Händewaschen und an die Fülle kleinstteiliger
Wahrnehmungen - in genau dieser Weise sollten Sie
auch den jeweiligen Gegenstand der folgenden Meditationen betrachten.

Die Anleitung - bzw. eher Begleitung - für die Händewaschmeditation war explizit ausführlich, um Ihnen
die zu entdeckenden Feinheiten vor Augen zu führen, da
es den meisten Menschen schwerfällt, hochautomatisierte Abläufe kleinteilig zu betrachten. Die Beschreibungen der folgenden Übungen hingegen werden nun

kompakter ausfallen, denn Sie haben nun bereits einen Eindruck davon, wie genau Sie hinschauen können bei jeder noch so einfachen Tätigkeit und Ihr Geist wird selbst mit Neugier und zunehmend geschärfter Wahrnehmung diese Entdeckungen machen. Ähnlich wie bei der Betrachtung eines Blattes unter dem Mikroskop werden sich Ihnen in den einfachsten Banalitäten ganze Universen von Wahrnehmung auftun - wenn Sie achtsam, neugierig und wertungsfrei immer und immer tiefer blicken. Es lohnt sich!

Die Grundlage des Lebens - Atemmeditation

Die vielleicht bekannteste Übung ist die Atemmeditation. Das liegt unter anderem daran, dass keinesfalls nur die Achtsamkeitspraxis eine Meditation kennt, die diesen grundlegendsten Vorgang unserer Existenz zum Inhalt hat, sondern auch viele andere Meditations- oder Yogaschulen arbeiten mit Übungen, die sich auf den Atem konzentrieren. Während jedoch viele derartige Meditationen damit auch eine bestimmte Steuerung des Atems verbinden - denken Sie etwa an Yoga oder Pilates, wo der genaue Atemrhythmus eine entscheidende Rolle spielt - beschränkt sich die reine Achtsamkeit auch hier wieder nur aufs Wahrnehmen. Atmen Sie möglichst ruhig, gleichmäßig und tief, aber folgen Sie dabei einfach nur Ihrem natürlichen Atemimpuls und richten Sie Ihre Achtsamkeitsbetrachtungen auf das, was wahrzunehmen ist. Versuchen Sie nicht, den Atem zu steuern oder zu beeinflussen, auch wenn zu Beginn möglicherweise der ungewohnte Fokus an sich Zweifel an der Natürlichkeit Ihres Atems weckt. Wenn Sie keinen Zwang anwenden, wird sich nach einiger Zeit ganz von selbst ein natürlicher, angenehmer Rhythmus einpendeln.

Nehmen Sie eine aufrechte Position ein, bei der Ihr Nacken in der Verlängerung Ihrer Wirbelsäule gehalten wird, hilfreich dafür ist die gedankliche Vorstellung, am Scheitel wäre ein Faden angebracht, der einen nach oben zieht. In jedem Falle soll Ihre Sitzposition jedoch angenehm sein, denn schließlich soll sie eine Weile aufrechterhalten werden, ohne Verspannungen oder gar Schmerzen herbeizuführen. Wer möchte, kann auch Meditationsschemel oder -kissen nutzen, ein normaler Stuhl erfüllt jedoch denselben Zweck. Sie können bei allen Meditationen entweder die Augen schließen oder sie entspannt halb geöffnet halten. Wem es schwerfällt, den Fokus zu behalten, der kann sich einen bestimmten Punkt suchen, den er im Auge behält, etwa vor sich an der Wand.

Nehmen Sie dann ein paar bewusste, tiefe Atemzüge, ohne jedoch eine bestimmte Länge zu erzwingen, und verfolgen Sie diese Züge aufmerksam. Beginnen Sie dann, tiefer in die Betrachtung einzelner Details einzutauchen, dabei können Sie sich beispielsweise am Atemzug entlang vorarbeiten. Dann fokussieren Sie sich etwa zunächst darauf, wie die Luft durch Ihre Nasenflügel nach innen strömt, wie Sie sich tiefer in der Nase, in der Verbindung zwischen Nasen- und Mundraum und schließlich im Brustkorb anfühlt. Anschließend können Sie Ihren Fokus zum Ausatmen hin verschieben und auch hier dem Luftstrom folgen. Nehmen Sie sich jedoch für jedes einzelne Element ausführlich Zeit. Betrachten Sie das fein kühlende Gefühl am Eingang der Nasenlöcher. Fühlt es sich leicht feucht an? Ist die Luft kalt oder warm, kitzelt sie womöglich in den Nasenhärchen? Betrachten Sie auch die Bewegungen Ihres Körpers. Heben und senken sich die Schultern? Welche Muskeln sind daran beteiligt? Wie weit dehnt sich der Brustkorb aus und bis wohin spüren Sie die Dehnung der Muskulatur? Was passiert in Ihrem Bauch?

Gerne dürfen alle Sinne in die Erkundung Ihres Atems mit einsteigen: Liegt ein Geruch in der Luft? Wie klingt der Luftstrom, wenn Sie ihn zwischen Ihren Lippen wieder hinausströmen lassen? Lassen Sie sich von Ihrer Neugier und der Lust auf detaillierte Erfahrung und Entdeckung leiten und folgen Sie interessiert jeder Wahrnehmung, die sich Ihnen auftut. Wandern Sie von Empfindung zu Empfindung, verweilen Sie so lange, wie Sie möchten, um eine bestimmte Wahrnehmung vollends zu ergründen. Und wenn Sie Lust haben, können Sie auch bestimmte Betrachtungsschwerpunkte legen: etwa den Zeitraum zwischen Aus- und Einatmen in den Fokus rücken oder das Ende jedes Ausatmens. Und Sie ahnen es bereits: Auch hier werden Ihre Affengedanken keine große Lust haben, einfach nur bei Atemgefühlen zu bleiben, sondern sie werden munter durch Ihre gesamte Gedankenwelt turnen. Tun Sie auch hier nichts anderes als beim Händewaschen: Wenn Sie sich Ihres Abschweifens bewusst werden, stellen Sie dies sachlich und wertungsfrei fest und lenken Sie Ihre Aufmerksamkeit wieder zum aktuellen Gegenstand Ihrer Betrachtung zurück. Sie nehmen auch das achtsam wahr. Es ist somit Teil Ihrer achtsamen Betrachtungen.

Und denken Sie daran: Alles, was Sie wahrnehmen, ist in Ordnung. Es ist so, wie es ist - nicht mehr und nicht weniger. Wenn Sie nun sämtliche Empfindungen ausgekostet haben, lösen Sie sich langsam und sanft aus den Betrachtungen und lenken Ihre Wahrnehmung wieder auf das Hier und Jetzt, in dem Sie gerade sitzen. Tun Sie es jedoch nicht schlagartig und verhalten Sie sich nicht, als hätten Sie nun eine Aufgabe erledigt, sondern lassen Sie den erzeugten Bewusstseinszustand mit hinübergleiten in den restlichen Tag und in alles, was er Ihnen noch so bringen mag. Betrachten Sie das Achtsam-Sein als etwas Erworbenes und nehmen Sie es mit - es ist jetzt

Ihres.

Von Kopf bis Fuß: Der Bodyscan

Auch die nächste Grundlagenmeditation der Achtsamkeit hat längst Eingang gefunden in viele Entspannungstechniken - auch die später noch beschriebene Progressive Muskelentspannung nach Jacobsen basiert auf denselben Prinzipien - sie befasst sich mit dem Unmittelbarsten, was wir besitzen: Mit unserem Körper. Oft findet man sie auch unter der Bezeichnung „Bodyscan", womit die Übung recht gut beschrieben wird: Sie „scannen" gewissermaßen Ihren gesamten Körper einmal durch.

Im Gegensatz zur Atemmeditation sind Sie hier nicht ganz so frei, was den zeitlichen Rahmen angeht, und zwar aus dem einfachen Grund, dass ein achtsames Abtasten des ganzen Körpers sich nicht in fünf Minuten erledigen lässt. Empfehlenswert ist, mindestens 20 Minuten für diese Meditation zu veranschlagen, gerne mehr; und wenn Sie sie öfter durchführen, werden Sie feststellen, dass sich die Übung fast automatisch verlängert, denn Sie üben sich darin, Details zu entdecken und sich eingehender damit zu befassen.

Diese Körpermeditation führen Sie idealerweise liegend durch und zwar auf einer Oberfläche, in die Sie nicht stark einsinken. Gymnastikmatten oder Teppiche eignen sich hervorragend, und nach Belieben können Sie zudem ein kleines Kissen in den Nacken legen, um ein Abknicken der Wirbelsäule zu vermeiden. Ziehen Sie sich unbedingt warm genug an oder sorgen Sie für entsprechend geheizte Räumlichkeiten, da der Körper bei dieser Übung oft in einen ausgeprägten Entspannungsmodus versetzt wird, was eine Auskühlung begünstigt. Legen Sie sich dann flach auf den Rücken, lassen Sie die Füße an ausgestreckten Beinen locker nach außen fallen und positionieren Sie die Arme ebenfalls gestreckt parallel zu Ihrem Körper. Für die meisten Menschen entspricht dies einer natürlichen, spannungsfreien Haltung. Sollte dies auf Sie nicht zutreffen, suchen Sie sich natürlich eine Position, die für Sie angenehm ist.

Schließen Sie nun Ihre Augen oder lassen Sie den Blick angenehm weich werden und begeben Sie sich langsam in die achtsame Wahrnehmung Ihres Körpers hinein. Tun Sie dies zunächst mit weitem Winkel, also noch ohne sich auf einzelne Details zu fokussieren, und nehmen Sie überblicksartig Ihre Körperposition wahr. Fühlen Sie, wo Ihr Körper auf dem Boden aufliegt, wo Fersen, Schulterblätter, Po, Kopf etc. den Untergrund berühren und lenken Sie dann Ihre Aufmerksamkeit zu Ihrem Atem, der Ihnen ja nun bereits vertraut ist. Verfolgen Sie achtsam einige tiefe Züge, erneut ohne einzugreifen in Rhythmus und Geschwindigkeit und ohne die ausgeprägte Detailfreudigkeit einer Atemmeditation.

Es geht an dieser Stelle lediglich darum, über die Betrachtung Ihres Atems einen Zugang zu Ihrem Körper und zur achtsamen Wahrnehmung zu finden. Also fühlen Sie, wie sich Ihr Brustkorb hebt und senkt, wie die Luft durch Ihre Atemwege strömt, und beobachten Sie einfach die natürlichen und instinktiven Vorgänge in Ihrem Körper. Nach einiger Zeit können Sie versuchen, mit jedem Ausatmen ganz bewusst sämtliche Muskelspannung in Ihrem Körper fallen zu lassen und das Gefühl zu bekommen, entspannt und locker tiefer in den Untergrund einzusinken.

Wenn Sie irgendwann das Gefühl haben, einen

stabilen, angenehmen Entspannungszustand aufgebaut zu haben, beginnen Sie mit der eigentlichen Körpermeditation. Diese hat nun die systematische Wahrnehmung des ganzen Körpers zum Inhalt - und nicht mehr als das. Sie sollten sich nicht anspannen und auch nicht bewegen, ganz im Gegenteil. Es ist Teil der achtsamen Herausforderung, einzelne isolierte Körperteile auch ganz ohne vorsätzliche Reizung zu spüren. Beginnen Sie mit Ihren Zehen und konzentrieren Sie sich darauf, diese zu spüren, zunächst den großen Zeh eines Fußes. Vermutlich wird Ihnen das gar nicht so leichtfallen, denn gemeinhin spüren wir unsere einzelnen Körperteile nicht aktiv, sondern hauptsächlich im Kontakt zu etwas anderem oder durch Bewegung. Richten Sie also ganz präzise Ihren Fokus darauf, diesen Zeh schließlich doch fühlen zu können, vielleicht zu spüren, wie er den Nachbarzeh berührt und dann wandern Sie weiter zum nächsten Zeh. Arbeiten Sie in dieser Weise sämtliche Zehen dieses Fußes durch und gleiten Sie anschließend an Ihrem Fuß entlang weiter nach oben. Seien Sie hier so detailliert und aufmerksam wie nur möglich. Schenken Sie etwa Ihrer Fußsohle und Ihrem Fußgelenk ausführliche Aufmerksamkeit und tasten Sie alle Wahrnehmungen ab, die Sie empfinden können. Kitzelt etwas? Fühlt es sich kühl an? Spannt die Haut? In welcher Position verweilt das Gelenk? Werden Bänder gedehnt? Wo wird Druck vom Boden ausgeübt? Welche Teile üben infolgedessen

Druck aufeinander aus? Juckt womöglich etwas? Wandern Sie dann langsam an Ihrem Bein entlang. Spüren Sie auf diese gründliche Weise Wade, Schienbein, Knie, Oberschenkel und schließlich Gesäß sowie den Leisten- und Hüftbereich. Lassen Sie sich ausreichend Zeit, allen Wahrnehmungen erschöpfend nachzuspüren, und wandern Sie erst weiter, wenn Sie sich mit einem Aspekt genug befasst haben.

Seien Sie neugierig und durchsuchen Sie Ihre Empfindungen wie ein Detektiv. Ihr Körper besteht aus einer solchen Vielzahl an Muskeln, Bändern, Gelenken, Knochen, Haut und vielem mehr, dass Sie Stunden damit verbringen könnten, alles abzutasten. Zu Beginn fällt Ihnen vielleicht nicht besonders viel auf, jedoch lernt Ihr Gehirn schnell, seine Wahrnehmungsfähigkeit in diesem Bereich zu schärfen; und wenn Sie einige Male Ihren Körper gescannt haben, werden Sie vermutlich überrascht sein von der Vielfalt an Kleinsteindrücken, die sich Ihnen offenbaren. Legen Sie während all Ihrer Wahrnehmungen zudem den Fokus darauf, die Muskulatur vollständig zu entspannen. Die aktive Verbindung des Lockerlassens mit dem Ausatmen kann dabei eine große Hilfe sein, und das Gefühl, einzelne Körperpartien würden schwerer oder sänken in den Boden ein, ist ein zuverlässiger Indikator für abnehmenden Muskeltonus. Nehmen Sie sich anschließend den zweiten Fuß vor und verfahren Sie in der gleichen Weise. Anschließend tasten Sie sich an Ihrem Rumpf entlang. Beginnen Sie mit dem unteren Rücken. Wandern Sie anschließend zur Bauchdecke, verfolgen Sie Ihre Wirbelsäule bis zum Bereich des oberen Rückens und der Schulterblätter. Wenden Sie sich Ihrem Brustbereich zu und springen Sie anschließend zu einer Ihrer Hände. Gehen Sie die einzelnen Finger durch, beim Daumen beginnend, und tasten Sie sich dann an Ihrem Arm entlang bis zum Achsel- und Schulterbereich. Tun Sie anschließend das Gleiche mit dem zweiten Arm und nehmen danach Ihren Hals und Nacken unter die Lupe. Fühlen Sie den Hinterkopf und gleiten über die Kopfhaut nach vorne zu Schläfen und Stirn und befassen sich anschließend mit den Details Ihres Gesichts. Was nun in wenigen Sätzen zusammengefasst wurde, soll jedoch in derselben Kleinteiligkeit und Aufmerksamkeit erfolgen, die Sie sie auf Ihre Zehen angewandt haben.

Spüren Sie jeder noch so feinen Empfindung nach. Wie fühlt sich die Haut in der Kniekehle an? Spüren Sie die Bewegung Ihrer Rippenbögen unter den Atemzügen? Kitzeln vielleicht Haare in Ihren Achseln? In welcher Position befinden sich Ihre Finger zueinander? Sind einzelne Muskelstränge in Ihrem Nacken verspannt? Fühlen die Ohren sich warm an? Wird Ihre Bauchdecke durch die Liegeposition gedehnt? Können Sie den Stoff

Ihres Pullovers an den Schultern spüren... ? Die Fülle an Reizen und Wahrnehmungen kennt kaum Grenzen. Kosten Sie sie mit Neugier und Geduld aus und entdecken Sie bei jedem Körperstreifzug Neues. Am Ende Ihrer Meditation kehren Sie wieder mit der gewohnten Sanftheit zurück in Ihre Umgebung und lassen sich noch ein wenig Zeit, um die Erfahrungen sich setzen und verankern zu lassen.

Ein paar abschließende Bemerkungen zu dieser Meditationsübung: Einerseits hilft die konkrete Fixierung auf unmittelbar Körperliches bei der Konzentration, und viele Meditierende berichten, hierbei besonders gute Kontrolle über Ihren „Monkey Mind" zu haben. In anderer Hinsicht birgt der Bodyscan jedoch auch ein höheres Risiko: Kaum jemand kann dem Impuls widerstehen, gerade den eigenen Körper und dessen Gefühle zu bewerten. Vielleicht gleiten Sie über die Bauchdecke und ertappen sich bei dem verschämten Gedanken daran, dass die vor der letzten Geburt noch deutlich straffer war oder Sie fühlen Scham und Ungeduld ob der Fettpolster an Ihren Hüften. Die Brüste sind zu schwer oder der Bizeps zu klein, der Po zu schlaff, die Oberschenkel zu breit.

Sie wissen es bereits: Nichts davon hat in der Achtsamkeitsmeditation etwas zu suchen. Widerstehen Sie aktiv der Versuchung, Ihren üblichen Bewertungsreflexen zu verfallen, und versuchen Sie bewusst, diesen

Körperexkurs als befreiten Raum zu betrachten: Ganz gleich, wie Sie sich sonst auch geißeln und plagen mögen mit Diäten, schlechtem Gewissen und Fitnessprogrammen, während Sie meditieren, hat nichts davon eine Bedeutung. Wenn Sie abschweifen oder bewerten, tun Sie, was Sie in solchen Fällen immer tun: Wahrnehmen, Gedanken einfangen und zurückleiten zu kleinem Zeh, Schulterblatt oder linkem Ohr.

Ebenfalls herausfordernd ist die Körpermeditation, wenn Sie unter Schmerzen leiden, denn schließlich konzentrieren Sie sich explizit auf jede Wahrnehmung und damit auch auf den Schmerz. Zwar wurde das MBSR-Achtsamkeitsprogramm von Kabat-Zinn gerade für Schmerzpatienten entwickelt, trotzdem ist es gerade zu Beginn äußerst schwierig, sich nicht zu Bewertungen hinreißen zu lassen. Ein schmerzender Rücken schmerzt nun einmal, daran lässt sich nicht viel umdeuten und leider auch nicht heilmeditieren. Entscheidend ist, dass es Ihnen gelingt, auch die Schmerzempfindung nur als eine von vielen Empfindungen zu behandeln. Sie spüren: „Ah, hinter meiner Stirn drückt es stark und hinter dem Auge fühle ich ein Stechen." Und dann lassen Sie diese Wahrnehmung genauso davongleiten wie die Feststellung, dass das erste Gelenk Ihres kleinen Fingers den Boden berührt. Wenn Sie jedoch bemerken, dass akute Schmerzen so stark sind, dass es Ihnen trotz aufrichtiger

Bemühungen nicht gelingt, Ihren Fokus davon wegzulenken, so ist es empfehlenswert, die Meditation abzubrechen. Das Gleiche gilt übrigens, wenn Sie starke Müdigkeit verspüren und Ihr Körper das flache Liegen unwiderstehlich als Aufforderung zum Einschlafen versteht. Meditation verlangt einen wachen, klaren Geist. Wenn Sie bemerken, dass Sie wegdämmern, haben weitere Bemühungen wenig Sinn. Seien Sie dann lieber in der Hinsicht achtsam, dass Sie Ihrem Körper geben, was er braucht - also offensichtlich Schlaf.

Achtsam unterwegs mit der Gehmeditation

Die dritte sehr häufig praktizierte Grundlagenmeditation ist die sogenannte Gehmeditation. Sie ist so simpel wie Ihre Bezeichnung nahelegt: Sie sollen einfach nur gehen. Worauf es ankommt, ist auch hier nichts anderes als bei den vorigen Übungen. Die folgenden Erklärungen werden also nun deutlich knapper ausfallen. Sie achten selbst auf Wertungsfreiheit, Ihren Monkey Mind sowie Einstimmung und Ausklangphase. Die Gehmeditation können Sie durchführen, wo Sie möchten, und ganz besonders wohltuend ist sie bei einem Spaziergang im Freien. Gerade zu Beginn fühlen Sie sich bei der unbeobachteten Ausführung möglicherweise wohler. Außerdem werden Sie nicht so leicht abgelenkt. Fangen Sie damit an, Ihr Stehen bewusst wahrzunehmen und erkunden Sie wieder die bereits bekannten Parameter:

Welcher Teil Ihrer Fußfläche wird belastet, wo wird Druck ausgeübt, welche Muskeln arbeiten gerade etc.? Machen Sie dann langsame, bedächtige Schritte und verfolgen Sie achtsam, was genau Sie da üblicherweise so beiläufig und selbstverständlich tun: Das Abknicken Ihres Knies, wie fühlt sich das Durchstrecken des Beines an, wo können Sie die Gewichtsverlagerung spüren, welche Muskeln spannen sich wann an und lassen wann wieder locker? Auch hier gibt es, wie Sie sich denken können, eine enorme Fülle an Details, die Sie langsam, achtsam und bewusst wahrnehmen können. Stecken Sie sich am besten vorab einen genauen Zeitrahmen und dann gehen Sie etwa zehn Minuten, eine Viertelstunde oder auch nur fünf Minuten, ganz wie Sie möchten – im Zimmer auf und ab oder später im Freien. Hier lässt sich die Gehmeditation dann hervorragend als kleine Zwischeneinheit einfügen. Gehen Sie doch von der Bank neben Ihnen bis zum nächsten Laternenpfosten achtsam oder legen Sie auch nur die Schritte vom Wickeltisch zum Küchenschrank in achtsamer Weise zurück.

Weitere Möglichkeiten der formalen Meditation

Es gibt noch einige weitere Meditationsformen, die sich für formale Einheiten eignen. Gehen Sie dabei stets nach den nun schon bekannten Prinzipien vor; und vor allem: Tun Sie die einzelnen Dinge langsam, denn eine formale Meditation ist nicht in wenigen Minuten erledigt. Wenn es etwa darum geht, achtsam eine Olive zu verspeisen - und zwar wirklich nur ein, zwei Stück! - dann können Sie sich ausrechnen, mit welcher Aufmerksamkeit und Langsamkeit Sie hier vorgehen sollen. Genau darin liegt das Ziel: Herausfinden, welches Universum an winzigen Wahrnehmungen sich darin verbirgt.

Achtsamkeit im Alltag: Kleine Pausen zwischen Windeln, Kochtopf und Spielplatz

Die bisherigen Übungen stellen die Basis jeden MBSR-Programms dar und richten sich somit an alle, die mit Achtsamkeit mehr Ruhe und Gelassenheit in ihr Leben bringen möchten. Darüber hinaus gibt es jedoch auch zielgruppenspezifische Übungen, die sich exakt an den Bedürfnissen sowie der Lebensrealität der jeweiligen Personengruppe orientieren. Gerade der Alltag von Müttern hat natürlich sein ganz besonderes Herausforderungsprofil und bietet gleichzeitig wundervolle Möglichkeiten, die anderen Meditierenden nicht offenstehen. Höchste Zeit also, die kleinen Glücksmomente des Alltags achtsam in den Mittelpunkt zu rücken und gleichzeitig die vielfältigen Optionen aufzuzeigen, die sich auch im stressigsten Jonglieren mit Babyweinen, Windelwechseln und Hausaufgabenärger bieten.

Gute Nacht: Achtsamkeit am Kinderbett

Einer der zugleich kostbarsten und auch anrührendsten Momente im Leben einer Mutter ist sicherlich der Moment, in dem Kleinkind oder Säugling selig schlafend in Wagen oder Bettchen liegen. Kein Wunder, gingen diesem Moment doch nicht selten Weinen und Schreien voraus, manchmal stundenlange Spaziergänge und nun, von einer Sekunde auf die andere, bietet sich eine kleine Oase der Ruhe und Entspannung. Nur leider fällt es oft alles andere als leicht, dann ebenso schnell wie das Kleine im Bettchen umzuschalten.

Hier bietet die Achtsamkeitsmeditation einen wirkungsvollen und leicht anzuwendenden Ausstieg aus der Hektik, die bis vor wenigen Momenten noch die Realität bestimmt hat. Gleichzeitig stellt sie das Kostbare und Anrührende der Situation in den Vordergrund: Ein hingegeben und vertrauensvoll schlafender kleiner Mensch, der gebettet ist in Ihre Fürsorge und Zuneigung. Einen solchen Moment haben Sie vermutlich ohnehin bereits oft genossen. Nun können Sie ihn in eine tatsächliche Meditation verwandeln. Nehmen Sie sich einige Minuten - es braucht nicht viel Zeit - und betrachten Sie Ihr schlafendes Kind mit der Achtsamkeit, die Sie bereits aus den vorigen Meditationen kennen. In welcher Position liegt es in die Kissen gebettet? Wie sieht seine Haut aus? Betrachten Sie die entspannten, weichen Gesichtszüge, die Atembewegungen, die geschlossenen Lider, die Augenbrauen. Sind die Lippen leicht geöffnet, welche Form hat das kleine Mündchen? Nehmen Sie den Atemrhythmus Ihres Kindes wahr und konzentrieren Sie sich darauf, nichts anderes wahrzunehmen als die Feinheiten Ihres schlafenden Kindes. Denken Sie nicht an den vorausgegangenen Stress oder all die Hausarbeit, die noch auf Sie wartet, verweilen Sie einfach nur in der Perfektion dieses Momentes.

Wenn Sie möchten, können Sie diese reine Achtsamkeitsbetrachtung auch hervorragend mit einer Dankbarkeitsübung kombinieren, die Sie in einem späteren Kapitel noch erläutert finden. Tauchen Sie schließlich langsam wieder auf aus Ihrer ruhigen Besinnung und nehmen Sie die empfundenen Gefühle mit in den weiteren Tag hinein.

Auf der Schaukel hoch hinaus: Achtsamkeit im Spielplatztrubel

Eine weitere hervorragende Meditationsmöglichkeit bietet Ihnen eine Situation, die Sie als Mama eines kleinen Kindes sicher hunderte Male erleben: Auf dem Spielplatz. Das Beste daran ist, dass Sie fast jede Spielplatzsituation dafür nutzen können, ganz gleich, ob Sie nun ein wenig gelangweilt auf der Bank sitzen und Ihrer kleinen Tochter seit Stunden beim Wühlen im Sand zusehen, ob Sie endlos den Anschubser an der Schaukel spielen müssen oder den Kindern beim Fangenspielen zusehen. Wenn Sie ruhig sitzen, können Sie eine beliebige kleine Meditationseinheit einlegen, etwa eine Atemmeditation oder eine Sitzmeditation, bei der Sie achtsam Ihre Körperhaltung sowie sämtliche Umgebungsgeräusche und -gerüche wahrnehmen.

Wenn Ihr kleiner Wildfang Sie hingegen permanent fordert, gibt es auch hier die Möglichkeit zur Achtsamkeit: Tun Sie, was Sie tun, in achtsamer Weise. Wenn Sie also durch unentwegtes Anschubsen dafür sorgen, dass Ihr Sohnemann ein ums andere Mal begeistert Richtung Himmel fliegt, konzentrieren Sie sich auf die genauen Wahrnehmungen während dieser Tätigkeit. Wie bewegen Sie sich? Durch welche Mechanismen üben Sie Kraft aus? In welcher Reihenfolge finden all die kleinteiligen Muskelbewegungen in Ihrem Körper statt, die letztlich die Schubsbewegung herbeiführen? Welche Muskeln sind beteiligt? Wie fühlt es sich an, diese anzuspannen und wieder lockerzulassen? Spüren Sie einen leichten Luftzug von Ihrem schaukelnden Kind? Wie balancieren Sie Ihr Gewicht im sandigen Untergrund aus? Sie können ebenso achtsam die gesamte Umgebung wahrnehmen, Ihr Kind, sein Verhalten... Lacht es, atmet es laut, ruft es etwas, zappelt es? Wie sieht der Himmel aus? Welche Geräusche können Sie sonst noch hören? Verwandeln Sie eine eintönige Alltagssituation mit ein wenig Achtsamkeit unkompliziert in eine wohltuende Meditationseinheit, und Sie werden sehen, bald tun sich Ihnen immer weitere, ganz unspektakuläre Situationen auf, in denen Sie sich eine kleine Achtsamkeitsoase erschaffen können.

Auf dem Spielplatz

... achtsam anschubsen

... achtsam Sandkuchen backen

... achtsam Kinderspiel beobachten

... achtsam balancieren.

Bügeln, Putzen und Co. als meditative Übung

Schlafende und spielende Kinder erfreuen das

Mutterherz ganz von selbst. Was leider auch zum Mama-Alltag gehört und meist weniger Freude bereitet, ist der Berg an Hausarbeit. Wer kleine Kinder hat - und auch bei Teenagern ist die Lage oft noch nicht so anders - der weiß, welch immenses Arbeitspensum sich hier ganz nebenbei und unauffällig anhäuft. Besonders einen Faktor empfinden viele Mütter als stressig: Das Gefühl, niemals fertig zu werden. Das Wohnzimmer mag nun endlich schön aufgeräumt sein, aber wenn Sie in ein paar Stunden einen Blick hineinwerfen, sind Sofadecken und -kissen zerknüllt im ganzen Raum verteilt, auf dem Boden liegt Spielzeug und der Couchtisch ist mit Joghurt und Saft bekleckert.

Hiergegen kann die Achtsamkeit leider nicht viel ausrichten, aber Sie kann Ihnen helfen, mit dem stressenden Gefühl des Niemals-fertig-Werdens entspannter umzugehen. Und tatsächlich können Sie zahlreiche Hausarbeitssituationen selbst dazu nutzen, eine kleine Achtsamkeitseinheit einzulegen. Sehr geeignet sind gleichförmige, automatisierte und repetitive Tätigkeiten wie etwa Bügeln, Bodenwischen oder auch einzelne Kochschritte wie z.B. Gemüseschneiden.

Was sich weniger anbietet, sind komplexe Abläufe. Hier ist es kaum möglich, die Zeit und Ruhe aufzubringen, die es für jeden einzelnen Schritt bräuchte. Schwierig wird es auch, sobald andere Personen daran beteiligt sind. Konzentrieren Sie sich etwa beim Bügeln präzise auf jede mögliche Wahrnehmung: Wie halten Sie das Bügeleisen? Wie üben Sie Kraft aus? Welche Muskeln sind beteiligt? Welche Temperaturen nehmen Sie wahr? Wie fühlen sich die Textilien an? Und wie verändert sich dieses Gefühl mit dem Bügeln? Welche Geräusche erzeugt das verdampfende Wasser? Welchen Geruch verströmt die erwärmte Wäsche?

Ein nützlicher Nebeneffekt dieser Meditation: Durch die aufmerksame Wahrnehmung fallen Ihnen vielleicht sogar schädliche Muster in bestimmten Bewegungsabläufen auf, die Sie dann korrigieren können. So wird das Staubsaugen rückenfreundlicher und das Bodenwischen belastet Ihre Knie nicht mehr so stark. Hier wird auf ganz unmittelbare Art sichtbar, auf welch unterschiedlichen Ebenen Achtsamkeit in Ihrer gesamten Befindlichkeit zu Verbesserungen führen kann. Vergessen Sie jedoch bitte nicht, sich auch bei diesen Meditationen auf die Prinzipien der neugierigen, wertungsfreien und loslassenden Betrachtung zu konzentrieren.

Auch die lästigste Tätigkeit kann achtsam sein! Versuchen Sie, achtsam ...

... Geschirr zu spülen

... Gemüse zu schneiden

... eine Tasse zu spülen

... Teig zu kneten

... zu bügeln

... Wäsche zu verräumen

... staubzusaugen

... Fenster zu putzen

... Wäsche zu falten

Weiche Haut, leiser Atem: Achtsam mit Baby

Gerade, wenn Sie noch ein sehr kleines Kind haben, bei dem viel körperlicher Kontakt und Pflege nötig sind, bietet es sich an, auch hier eine Achtsamkeitseinheit einzulegen, die sich genau mit dem beschäftigt, was Ihnen ohnehin das Wichtigste ist. Eine wunderbar zufriedenstellende und an die unmittelbarsten mütterlichen Glücksgefühle rührende Möglichkeit ist zum Beispiel das Eincremen Ihres Babys. Konzentrieren Sie sich mit all Ihren Sinnen auf diese Erfahrung: Wie fühlt sich die sanfte Haut an? Fühlen Sie irgendwo eine trockene Stelle oder einen Kratzer? Spüren Sie das weiche Gleiten Ihrer cremigen Hand über die Babyhaut? Fühlen Sie die Wärme?

Betrachten Sie ganz genau die Hautstruktur. Vielleicht können Sie Äderchen sehen oder die Linien auf der Handinnenfläche mit den Augen nachfahren. Und integrieren Sie auch Ihren Geruchssinn. Wie riecht Ihr Baby, milchig, frisch, weich? Wie riecht die Lotion, die Sie verwenden? Gibt es noch andere Gerüche, die mithineinspielen? Vielleicht gibt es auch etwas zu hören, leises Glucksen vielleicht oder Atemgeräusche. Lassen Sie alle Ihre Sinne mit der nun schon vertrauten Achtsamkeit die Situation in sich aufsaugen und spüren Sie, wie Sie ganz in der Wahrnehmung dieses Augenblicks aufgehen. Natürlich können Sie diese Meditation auch mit dem Baden Ihres Babys verbinden oder sogar dem Wickeln, wobei auch immer Ihnen in den Sinn kommt, achtsam zu sein.

Achtsam sein heißt auch bewusst genießen! Nehmen Sie ...

... das Eincremen

... das Waschen

... das Wickeln

... das Füttern

... das Stillen ganz bewusst wahr.

Gemeinsam achtsam mit Kind in der Natur

Größere Kinder können Sie vielleicht nicht mehr auf diese achtsame Art körperlich pflegen - da wird das Haarewaschen rasch zur Diskussion und ohnehin fordert ihr Kind durchgehend Ihre aktive Aufmerksamkeit - dafür haben Sie nun die Möglichkeit, gemeinsam mit Ihrem Kind achtsam zu sein. Das erscheint Ihnen zunächst vielleicht etwas widersprüchlich, schließlich sind Kleinkinder nicht gerade dafür bekannt, meditativ stillzusitzen. Allerdings ist in kleinen Kindern noch ganz natürlich das vorhanden, was Sie sich gerade zu erarbeiten versuchen: Unbefangene, grenzenlose Neugier und die Fähigkeit und Lust, sich in erschöpfender Detailfülle mit etwas zu beschäftigen.

Denken Sie etwa daran, mit welcher Ausdauer ein gefundener Regenwurm inspiziert werden kann. Also teilen Sie diese Erlebnisse mit Ihrem Kind. Ganz besonders eignen sich hierzu Ausflüge in die Natur. Legen Sie sich auf die Wiese und betrachten Sie achtsam die Wolken. Beschreiben Sie sich gegenseitig, wie sie über den Himmel ziehen und dabei ihre Form verändern, ob sie fransig und leicht sind oder buschig und dick, weiß, grau, düster oder leicht. Tragen sie Regen in sich oder sind sie nur leichter Schmuck auf einem strahlenden Sommerhimmel?

Auch alles, was Sie an Naturmaterialien entdecken,

bietet sich für achtsame Betrachtungen an. Haben Sie schon einmal eine Kastanie in allen Details wahrgenommen, abgetastet, darübergestrichen? Die Kühle gespürt, die in einer Kinderhand rasch Wärme annimmt? Die zarte, schöne Maserung, den feinen, herben Geruch? Die Adern eines Blattes, den kleinteiligen Aufbau jeder einzelnen Verästelung, das helle Sonnenlicht, das sich fast glühend im Chlorophyll bricht, den Pflanzengeruch, der vom Blattstiel ausgeht?

Ebenso können Sie einfach einen Waldspaziergang machen und miteinander teilen, welche Wahrnehmungen so auf Sie einregnen: Blätterrauschen, Rascheln im Gebüsch, Vogelstimmen, die Gerüche der Pflanzen und des Waldbodens, vielleicht sehen Sie sogar Tiere? Auch Kinder profitieren im Übrigen von dieser detaillierten Betrachtung. Es hilft ihnen, Konzentrationsfähigkeit und Fokus zu erwerben, weckt und befriedigt ihre Neugier. Und nicht zuletzt ist es für sie eine unschätzbar kostbare Erfahrung, die ungeteilte und uneingeschränkte Aufmerksamkeit der Mutter für ein gemeinsames Erlebnis zu erfahren.

Zusammen entdeckt man mehr! Teilen Sie mit Ihrem Kind die Betrachtung...

... der Wolken

... der Details eines Blattes

... der perfekten Form einer Kastanie

... von Tierspuren im Schnee

... von Insekten

... der Geräusche und Gerüche des Waldes

... von Eiszapfen & Schneeflocken

... frostüberzogener Äste und Zweige

... kunstvoller Blumenblüten

Von der Meditation in den Alltag: Einfach achtsam sein

Was Sie bisher gelesen haben, lässt sich alles unter dem Begriff der tatsächlichen Achtsamkeitsmeditation zusammenfassen: eine klar umgrenzte meditative Praktik mit genauen Anwendungsprinzipien und einem festen theoretischen Konzept. Aber natürlich ist Achtsamkeit auch ein Begriff, der sich viel weiter fassen lässt, und damit wird er in noch weiterem Ausmaß zu etwas, das Ihr tägliches Leben als Mama leichter, entspannter und zufriedener machen kann. Wenn Sie Achtsamkeit als das betrachten, was der Begriff ursprünglich meint, so geht es schließlich darum, aufmerksam wahrzunehmen und vor allem sich selbst und die eigenen Bedürfnisse genauer zu erforschen. Wenn Sie das tun, stellen Sie vielleicht fest, dass Sie jetzt gerade eine Achtsamkeitsmeditation dringend gebrauchen können - wunderbar, Sie haben ja einiges an Möglichkeiten zur Hand. Oder aber Sie bemerken ganz andere Bedürfnisse, die in der unbesonnenen Hektik stressiger Alltagsroutine leicht untergehen - und genau darum soll es nun gehen.

Nehmen Sie die Fähigkeit zur achtsamen Wahrnehmung, die Sie in Ihren Meditationen schulen, mit hinüber in die praktische Anwendung der alltäglichen Selbstbeobachtungen und werden Sie aufmerksam und sensibel sich selbst gegenüber. Um das gezielt und systematisch zu nutzen, gibt es einige gedankliche „Erforschungen", die Sie sowohl regelmäßig durchführen als auch bei akutem Bedarf anwenden können. Mit Hilfe eines Fragenkatalogs können Sie aufmerksam in sich hineinhorchen und so herausfinden, was Sie wirklich brauchen, gerade in diesem Moment oder ganz grundsätzlich in Ihrem Dasein als Mama. Es ist empfehlenswert, sich in regelmäßigen Abständen hinzusetzen und ähnlich wie bei einer Meditation in sich zu gehen, um auf die entsprechenden Fragen ehrliche und vielleicht auch unangenehme Antworten zu finden. Auf diese Weise können Sie sicherzustellen, dass Ihr Leben sich in eine Richtung entwickelt, die Sie sich wünschen und Ihre wahren Bedürfnisse nicht ganz unbewusst, leise und schleichend immer mehr unter die Räder geraten, bis Sie nurmehr wie eine Maschine funktionieren. Genauso können Sie sich diese Fragen jedoch stellen, wenn Sie in einer Situation akuter Überforderung fühlen: „Moment, mich macht das alles gerade wahnsinnig, ich bin gestresst, gereizt und überfordert, aber was genau müsste jetzt eigentlich anders sein?"

Was brauche ich gerade wirklich?

Die einfachste und direkteste Frage, jedoch gar nicht immer so leicht zu beantworten, ist: „Was brauche ich gerade?" Sie fühlen sich gestresst, überfordert, alles ist Ihnen zu viel, Sie ärgern sich, Sie sind deprimiert - kurz: In Ihnen herrscht ein Chaos an negativen Empfindungen, dem gegenüber Sie sich völlig hilflos fühlen. In erster Linie, weil Sie gar nicht genau wissen, was Ihnen denn nun im Moment tatsächlich fehlt. Ihr Baby schreit, der Dreijährige hat einen ausgewachsenen Trotzanfall, die Waschmaschine hat den Geist aufgegeben, in der Küche steht noch immer das dreckige Geschirr vom Mittagessen - klar, all das ist stressig und zu viel.

Es gibt auch andere, weniger offensichtliche Situationen: Sie sitzen im Wohnzimmer, die Waschmaschine läuft, ihr Baby schläft endlich und die Aufgaben, die noch vor Ihnen liegen, sind überschaubar - und trotzdem sind Sie müde, ausgelaugt, vielleicht tatsächlich gestresst und gereizt. Und in beiden Situationen ist nicht wirklich offensichtlich, was nun genau Ihr Bedürfnis ist, das konkrete Bedürfnis, das in diesem Moment missachtet wird.

Achtsame Selbstbetrachtung kann nun helfen, das zu identifizieren. Lauschen Sie zunächst achtsam in sich hinein und nehmen Sie, wie Sie das nun bereits gewohnt sind, zunächst nur wahr. Was finden Sie an Emotionen in sich vor? Fühlen Sie Unruhe, Aufgewühltsein? Geht Ihnen eine bestimmte Sache nicht aus dem Kopf? Ist da Wut, ein dumpfer, genereller Unwille, fühlen Sie sich ungerecht behandelt? Registrieren Sie einfach nur, was da ist, und nehmen Sie es aufmerksam zu Kenntnis.

Was hier besonders wichtig und gleichzeitig herausfordernd ist: Aufrichtigkeit. Ihr Kind geht Ihnen einfach nur wahnsinnig auf die Nerven? Sie sind gereizt von seiner trotzigen Art, Sie explodieren fast bei dem Gebrüll Ihres Babys und wären unendlich dankbar, wenn es Ihnen nur einfach jemand für eine Stunde außer Hörweite nähme? Wenn es so ist, dann ist es so. Nehmen Sie es wahr, offen und ehrlich, und verurteilen Sie weder das Gefühl an sich noch sich selbst dafür, dass Sie es empfinden. Entdecken Sie vielleicht noch mehr? Sind Sie gereizt, weil Sie Scham empfinden über Ihre Gefühle? Macht es Sie zusätzlich angespannt, das, was Sie empfinden, eigentlich nicht akzeptieren und es doch nicht einfach beiseiteschieben zu können?

Nehmen Sie es für diesen Moment so hin und nehmen Sie es vor allem aufmerksam wahr. Denn darin liegt der Schlüssel zu möglicher Veränderung, und an die machen Sie sich nun. Fragen Sie sich: Was bräuchte ich jetzt in diesem Moment, damit dieses Gefühl - oder diese Gefühle - verschwinden oder zumindest leichter werden? Wenn Ihnen sofort etwas einfällt, prima, aber lassen Sie sich nicht von vielleicht zu einfachen Antworten täuschen. Möglicherweise denken Sie: „Ich bräuchte jemanden, der mir einmal eine Stunde die Kinder abnimmt, dann käme ich mit der Arbeit hinterher und könnte wieder ein wenig zur Ruhe finden" und möglicherweise ist das viel zu kurz gegriffen. Vielmehr bräuchten Sie die Bestätigung von jemand Vertrauenswürdigem, der Ihnen sagt, dass es normal und in Ordnung ist, sich überfordert und gereizt zu fühlen. Vielleicht brauchen Sie ganz grundsätzlich zusätzliche Unterstützung Ihres Partners und Sie sind eigentlich mit der Rollenverteilung in Ihrer Beziehung nicht (mehr) einverstanden. Und vielleicht ist es viel banaler: Sie brauchen einfach nur eine gute Mütze voll Schlaf.

Und genau das sollen Sie nun herausfinden. Klopfen Sie einzelne Punkte ab und fragen Sie sich, ob an dieser Stellschraube vielleicht gedreht werden sollte. Beginnen Sie mit ganz grundlegenden Dingen: Bin ich übermüdet? Brauche ich etwas zu essen? Habe ich genug getrunken?

Brauche ich körperliche Erholung, weil ich mich angestrengt habe? Brauche ich das Koffein meiner Tasse Kaffee, die ich in all dem Trubel vergessen habe? Gar nicht so selten liegt hier schon die Lösung: Sie sind gar nicht überfordert, sondern nur hungrig. Ihre Gereiztheit liegt an Unterzuckerung oder Schlafmangel. Dann gehen Sie weiter zu den etwas komplexeren Bedürfnissen. Fragen Sie einzeln ab, was Ihnen einfällt und horchen Sie genau in sich hinein, ob eines der Angebote an Ihnen rührt und Sie merken: „Oh ja, eigentlich ist es genau das.“

Und „das“ kann ziemlich vieles sein, abhängig von Ihren Vorlieben und Bedürfnissen. Brauchen Sie eine Ruhepause ohne Arbeit? Zeit für sich alleine? Zeit zum Nichtstun? Zeit, um dann etwas Bestimmtes zu tun, etwa einen Spaziergang machen, sich in Ruhe in ein Café setzen, ein Buch lesen, Klavier spielen? Brauchen Sie Zeit für Sozialkontakte mit befreundeten Eltern, mit Ihrer erweiterten Familie? Brauchen Sie Sozialkontakte explizit ohne Ihre Kinder? Möchten Sie also vielleicht alleine eine Freundin besuchen oder Verwandte, ohne dass Ihre Kinder im Fokus Ihrer Aufmerksamkeit stehen? Brauchen Sie Zeit mit Ihrem Partner? Vielleicht Zeit zur Partnersuche? Möchten Sie einmal wieder etwas tun, das sich nach einer Besonderheit anfühlt, vielleicht einen Tag in der Therme verbringen oder Skifahren gehen? Möchten Sie, dass Ihnen jemand Arbeit abnimmt? Ist es tatsächlich einfach zu viel oder widerstrebt Ihnen eine ganz spezielle Aufgabe? Wen sollten Sie darum bitten?

Es gibt noch viele weitere Möglichkeiten und wenn Sie mit der Achtsamkeit, die Sie nun bereits eingeübt haben, an diese Fragen herangehen, können Sie herausfiltern, auf was es gerade wirklich ankommt. Und dann akzeptieren Sie das. Eigentlich wollen Sie nichts lieber, als mal wieder einen ganzen Tag in Ruhe zu verbringen und keine Minute Kindergeschrei zu hören? Das ist völlig in Ordnung. Sie wollen Ihren Alltag hinter sich lassen und in etwas eintauchen, wo Sie an Ihr tägliches Leben keinen Gedanken verschwenden? Geht den Meisten irgendwann so. Sie wollen, dass Ihr Partner sich heute um das Abendessen kümmert, obwohl er vorhin erst aus dem Büro kam und Kochen eigentlich zu Ihren Aufgaben zählt? Sie funktionieren nicht wie eine Maschine, erkennen Sie es an.

Und dann überlegen Sie systematisch, wie Sie sich Ihre Bedürfnisse erfüllen könnten. Wen müssten Sie dafür um Hilfe bitten? Wer sollte Zeit für Sie haben? Mit wem müssen Sie die Angelegenheit besprechen, welche Punkte spielen noch eine Rolle? Nehmen Sie das, was Sie brauchen, aktiv in die Hand, ohne ein schlechtes Gewissen zu haben, und vor allem: Warten Sie nicht darauf, dass jemand anderes - in erster Linie Ihr Partner - doch irgendwann schon merken müsste, dass Ihnen alles zu viel wird und Ihnen das anbietet, was Sie sich wünschen. Das ist nicht seine Verantwortung, sondern nur Ihre eigene. Kümmern Sie sich nicht nur um Kinder und Familie, sondern mindestens genauso zuverlässig um sich selbst.

Übrigens: Mittlerweile existiert eine moderne, technikgestützte Form der „Überwachung" des eigenen Wohlbefindens. Ein Unternehmen namens Heartmath hat ein Gerät mit dazugehöriger Software entwickelt, mittels derer sich der Zusammenhang zwischen Emotionen und körperlicher Reaktion sichtbar machen lässt. Ein Sensor im Ohr misst die Herzfrequenz, die in ständigem Austausch mit unserem Gehirn steht. Tatsächlich schlägt das Herz nämlich nicht gleichmäßig wie ein Uhrwerk, sondern unterliegt ständigen Schwankungen. Diese Tatsache wird als Herzratenvariabilität bezeichnet. Für einen gesunden, ausgeglichenen Organismus ist nun ein kohärentes Muster erforderlich, was sich messbar durch Atmung und das bewusste und vorsätzliche Erleben von positiven Emotionen wie etwa Liebe oder Dankbarkeit herbeiführen lässt. Entsprechende Übungsprogramme sollen dabei helfen, diese Steuerungsfähigkeit dann auch zu erlernen - abseits davon ist bereits die Möglichkeit der Sichtbarmachung der körperlichen Auswirkungen von Emotionen faszinierend und ein weiterer Beweis für die immense Bedeutung emotionaler

Ausgeglichenheit, die wir beispielsweise durch Achtsamkeit erreichen wollen.

Wie geht es mir eigentlich gerade?

> Bin ich müde?

> Habe ich genug gegessen und getrunken?

> Habe ich körperliche Beschwerden, etwa Kopfschmerzen oder Übelkeit?

> Fühle ich mich krank?

> Bin ich unruhig?

> Habe ich Angst?

> Bin ich überfordert oder „nur gestresst"?

> Ärgere ich mich über etwas oder jemanden?

> Fühle ich mich hilflos?

> Möchte ich jemanden um etwas bitten?

> Was wünsche ich mir jetzt in diesem Moment?

Wo stehe ich tatsächlich auf der Landkarte meines Lebens?

Die Bedürfniserforschung im letzten Kapitel hat Ihren Fokus auf den gegenwärtigen Moment gelegt. Ganz genauso achtsam sollten Sie jedoch regelmäßig Ihre gesamte Lebenssituation betrachten und auf den Prüfstand stellen, denn wenn sich hier Fehlentwicklungen unbemerkt einschleichen, wird es immer schwieriger, den eingeschlagenen Kurs wieder zu korrigieren. Machen Sie es sich zum Ritual, sich etwa einmal pro Woche oder einmal pro Monat oder wie es Ihnen beliebt, hinzusetzen und sich ganz bewusst nur mit Ihrer persönlichen generellen Lebenszufriedenheit zu beschäftigen. Schenken Sie sich ein Glas Wein ein, kochen Sie sich einen leckeren Tee, machen Sie es sich gemütlich, sorgen Sie für Ungestörtheit und dann fühlen Sie langsam in sich hinein. Verfolgen Sie gerne eine Zeit lang aufmerksam Ihren Atem, um in bewusstere Verbindung mit Ihrem Selbst zu kommen, und nehmen Sie all die Gefühle wahr, die Ihr Geist an die Oberfläche spült, wenn Sie ihn lassen. Hierbei kann ein Notizbuch nützlich sein, denn es ermöglicht Ihnen, Entwicklungen besser nachzuvollziehen, indem Sie schwarz auf weiß vor sich sehen, was Sie die letzten Male beschäftigt hat. Wir neigen alle dazu, uns unangenehme Dinge vom Leib zu halten und Schwierigkeiten zu relativieren. Wenn es auf Papier fixiert vor uns liegt, wird das Ausweichmanöver schwieriger.

Gehen Sie nun schonungslos und gründlich Ihren innerlichen Zustand durch: Bin ich zufrieden? War ich in letzter Zeit gereizter als sonst? Bin ich lebhafter oder vielleicht antriebsloser geworden? Macht mir mein Alltag weniger Spaß? Empfinde ich Dinge als anstrengender? Stören mich Sachen, die mich früher nicht gestört haben? Bin ich ängstlicher geworden? Lasse ich öfters Dinge wegfallen, die ich früher getan habe, etwa Sport, musizieren, Freunde treffen etc.? Plagen mich bestimme Zweifel? Empfinde ich irgendwo ein Ungleichgewicht? Gibt es vage Unzufriedenheiten, Unwilligkeiten, die immer wieder aufscheinen, ohne dass sie sich so recht identifizieren ließen? Wie fühle ich mich körperlich? Habe ich öfter Kopfschmerzen oder Verdauungsbeschwerden? Fühle ich mich schlapper als sonst? Gibt es irgendwelche Beschwerden, die ich meist einfach beiseiteschiebe?

Notieren Sie alles, was Ihnen einfällt, und betrachten Sie dann die einzelnen Punkte eingehender. Worin liegt die Ursache? Hier ist in erster Linie wieder Aufrichtigkeit gefragt, vielleicht noch in viel stärkerem Maße als zuvor, denn manche Antworten können schwerwiegende Folgen nach sich ziehen. Brauche ich mehr Unterstützung und Wertschätzung? Zeichnet es sich ab, dass ich langfristig mit der vereinbarten Rollenverteilung nicht zurechtkomme? Hat sich das Familienleben in eine Richtung entwickelt, die ich mir so nicht vorgestellt habe? Bin ich ganz grundsätzlich überfordert mit dem Verhalten meines Sohnes, seit er in der Pubertät ist? Gibt es etwas an den Rollen, die ich oder die Gesellschaft von mir verlangen, das mich überfordert oder einfach nicht zu mir passt? Reicht es mir nicht, nur Mutter zu sein, und ich möchte eigentlich ein Studium nachholen? Oder andersherum: Passt die Vielfältigkeit, die die Gesellschaft für mich errungen hat, vielleicht gar nicht zu mir? Stresst es mich, berufstätig zu sein, sportlich engagiert und nebenher Mutter und fände ich vielleicht viel eher Erfüllung in einem Leben, das sich zumindest vorerst auf Kinder, Familie und Haushalt fokussiert? Lebe ich ein Leben, das sich nach den Erwartungen anderer richtet, nach den Erwartungen, von denen ich annehme, dass andere sie an mich haben, oder tatsächlich eines, das meinen eigenen Ideen und Gaben folgt, das mir wirklich entspricht?

Auch wirklich schmerzliche Fragen können und dürfen hier auftauchen: Bereue ich womöglich, das dritte Kind noch bekommen zu haben, weil mein Leben eigentlich nach dem Kindergarteneintritt des zweiten eine Richtung genommen hat, die mir viel besser gefallen hätte? Ist der Partner an meiner Seite der richtige oder gibt es eigentlich längst gute Gründe, die Beziehung zu beenden? Nimmt meine Überforderung womöglich Ausmaße an, die nahelegen, dass ich mir professionelle Unterstützung suchen sollte? Bräuchte ich eine Therapie, weil ich womöglich Depressionen oder

Angststörungen entwickle? Bräuchte ich Erziehungshilfe, weil mir die Aufgabenfülle einfach über den Kopf wächst?

Zugegeben, diese Fragen können erschrecken. Sie können sich anfühlen, als würden sie einen Abgrund auftun, in den Sie ganz unmittelbar hineingesogen werden und innerhalb dessen alles seine Ordnung und Vertrautheit verliert, was Sie bislang in Ihrem Leben hatten. Jedoch: Zunächst einmal passiert ja gar nichts. Sie können diese Fragen ehrlich beantworten und sogar aufschreiben; und nichts und niemand zwingt Sie, deswegen zu handeln. Vielleicht sind Sie jetzt noch nicht bereit dazu, vielleicht irren Sie sich sogar - umso wichtiger ist, dass alles einmal festgehalten wird.

Sehen Sie sich bei diesen achtsamen Selbstbetrachtungen auch immer wieder an, was Sie bei den letzten Sitzungen notiert haben. Entdecken Sie deutliche Entwicklungstrends? Taucht ein Punkt immer wieder auf, wird er sogar drängender? Ist ein Problem vielleicht verschwunden oder wandelt es sich? Können Sie manche Dinge noch gar nicht genau identifizieren? Und dann machen Sie sich daran, für sich selbst verbindlich festzulegen, was Sie tun möchten. Mit Ihrem Partner sprechen und ihn bitten, bestimmte Bereiche des Familienmanagements zu übernehmen? Was könnten Sie im Gegenzug anbieten? Vielleicht eine Teilzeitstelle in Ihrem früheren

Beruf annehmen? Mit Ihrer Schwiegermutter sprechen und Ihr vor Augen führen, mit welchen Verhaltensweisen sie Sie verletzt? Mit Ihrem Partner besprechen, wie Sie die Finanzierung organisieren können, wenn Sie sich gänzlich auf den Haushalt konzentrieren? Einen Babysitter finden, der Ihnen mehrmals pro Woche abends Zeit verschafft, in der Sie Hobbys nachgehen können? Einen Beratungstermin bei der Jugendhilfe vereinbaren?

Auch weniger stark eingreifende Vorsätze können Sie fassen: Nehmen Sie sich etwa vor, zwei Monate lang das Beziehungsleben zwischen sich und Ihrem Partner genau zu beobachten und auf die Punkte zu achten, an denen Sie sich stören, und danach noch einmal eine Auswertung vorzunehmen. Sie können auch beschließen, in bestimmter Hinsicht nichts zu unternehmen und einen festen Zeitraum abzuwarten, vielleicht ein halbes Jahr, vielleicht ein paar Monate und dann noch einmal darüber nachzudenken und mit Ihren jetzigen Eindrücken zu vergleichen. Oder Sie nehmen sich vor, mit einer Person Ihres Vertrauens darüber zu sprechen und diese um ihre Einschätzung zu bitten. Nochmal: Die Gedanken allein verpflichten Sie zu nichts, aber sie sind unendlich wertvoll, weil in ihnen der Schlüssel zu allem liegt, was Sie eventuell in Ihrem Leben verändern möchten. Ermahnen Sie sich zur Offenheit und Ehrlichkeit. Vielleicht hilft es Ihnen, diese Selbstbefragungen in gewisser

Hinsicht wie eine Beichte in der Kirche zu betrachten: Alles, was Sie äußern, bleibt in diesem hölzernen Beichtstuhl, und nichts davon dringt nach außen, wenn Sie es nicht möchten. Und anschließend verlassen Sie das Zimmer und entscheiden frei, was mit dem Gedachten passieren soll - und wenn es zunächst nichts ist.

Zur familiären Konfliktbewältigung greifen Sie auch gerne zusätzlich auf mein beliebtes Buch „Gewaltfreie Kommunikation mit Kindern" zurück, das zusätzlich mit einem Reflexions- und Arbeitsteil zur achtsamen Einübung versehen ist und beschreibt, wie sich die professionellen, bedürfnisorientierten Techniken von Dr. Marshall Rosenberg in gelungener Weise anwenden lassen.

Statusabfrage:

> *Gibt es grundlegende Bedürfnisse, die häufig oder ständig verletzt werden?*

> *Nehme ich sich verstärkende Trends über einen längeren Zeitraum wahr? (z.B. steigende Unzufriedenheit, Unruhe, (sexuelle) Lustlosigkeit, Antriebslosigkeit, Genussunfähigkeit, Ängstlichkeit, Traurigkeit)*

> *Bin ich mit meiner Rolle zufrieden?*

> *Fehlt mir in meinem persönlichen*

Rollenempfinden etwas?

> Fülle ich Teile einer Rolle aus, die ich nicht ausfüllen möchte?

> Wünsche ich Änderungen im Hinblick auf die tragenden Säulen des Lebens: Beruf, Partnerschaft, Sozialkontakte, Hobbys?

> Wen möchte ich um Hilfe bitten?

> Mit wem möchte ich über ein bestimmtes Thema sprechen?

> Was möchte ich mir für die nahe Zukunft konkret und verbindlich vornehmen?

Achtsam Essen: Ohne Zwang, Verzicht und Gewissensbisse zur Wohlfühlfigur

Unter den Anregungen zu weiteren formalen Meditationseinheiten sind Sie bereits über die Idee gestolpert, doch einmal etwa eine Olive achtsam zu verspeisen. Was zunächst vielleicht fast ein wenig absurd klingt, ist jedoch heutzutage von so großer Bedeutung wie vielleicht noch nie zuvor, denn wir leben im Westen erstmals in einer Zeit, die jedem Bürger in jedem Moment ein schier unbegrenztes Nahrungsangebot zur Verfügung stellt. Zum ersten Mal in der Geschichte haben wir alle viel zu viel statt zu wenig. Wenn Sie den Erfahrungen

Ihrer Großeltern lauschen, so hören Sie ganz sicher noch von den Zeiten der Not und Entbehrung nach dem Krieg, etwas, das wir uns kaum vorstellen können, kreisen unsere Sorgen doch verstärkt um das Gegenteil: Wir essen zu viel, wir sind zu dick und außerdem essen wir gar nicht selten das Falsche.

Etwa 53% der deutschen Frauen sind übergewichtig, viele fühlen sich häufig antriebslos und schwach, zahlreiche haben Verdauungsbeschwerden; und in vielen Fällen trägt eine falsche Ernährungsweise daran eine erhebliche Mitschuld. Eine Achtsamkeitsmeditation kann nun ganz entscheidend dabei helfen, das gedankenlose Vor-sich-hin-Futtern einmal zu unterbrechen und den Fokus darauf zu lenken, Nahrung wieder ganz bewusst wahrzunehmen. Allerdings sollte die Achtsamkeit an diesem Punkt unbedingt noch weitergehen.

Wenn Sie abseits Ihrer Gehmeditation nicht sonderlich aufmerksam durch den Park spazieren, so werden Sie daran gewiss keinen Schaden nehmen. Fürs Essen gilt das jedoch definitiv nicht, und eine ganz besondere Rolle spielt das im Leben von Müttern. Erstens ist ihr Leben stressig und in hohem Maße unplanbar – schon möglich, dass Sie für heute Mittag endlich mal die gesunde Quinoapfanne aus Ihrer Lieblingszeitschrift geplant hatten – aber dann mussten Sie zum Kinderarzt, weil Ihr Sohn von der Schaukel gefallen ist, und so wurde es eben doch nur ein schneller Schokoriegel im Auto. Zweitens fehlt nicht wenigen Müttern die Lust und Energie, kostbare freie Minuten mit Kochen zu verschwenden. Drittens erleben Mütter Stress, Stress, Sorge und noch einmal Stress, und unser Gehirn hat nun leider die Angewohnheit, uns vorzugaukeln, ein wenig Schokolade würde uns gerade jetzt wirklich helfen. Und schließlich, auch das darf nicht vergessen werden, ist der Nährstoffbedarf von stillenden Müttern oder gar Schwangeren komplexer und spezifischer. So werden etwa zusätzliches Eisen oder Kalzium benötigt.

Ernährungsratgeber und Speisepläne sind nun sicher nicht Aufgabe dieses Buches. Hier geht es vielmehr um etwas viel Grundsätzlicheres: Lernen Sie, (wieder) einen bewussten, aufmerksamen Zugang zur Nahrungsaufnahme zu finden - lernen Sie, gesund, genussvoll und bedächtig zu essen und Ihrem Körper das zu geben, was er wirklich benötigt. Das bedeutet vor allem: Nicht zu viel, nicht zu wenig und nicht das Falsche. Und hierbei hilft einmal mehr die Achtsamkeit.

Lernen Sie, die Signale Ihres Körpers achtsam und aufmerksam wahrzunehmen, denn tatsächlich ist er darauf programmiert, Ihnen genau mitzuteilen, was er braucht. Ihr Körper hat keinerlei Interesse daran, übergewichtig zu sein oder mit Eisenmangel zu leben. Genau deshalb wird er seine Bedürfnisse deutlich artikulieren, wenn Sie ihn nur lassen. Während gewisse Dinge universell gültig sind - für niemanden ist eine Diät aus Schokolade und Chips gesund, niemandem reicht ein Apfel pro Tag - so gilt im Hinblick auf die Feinheiten der Ernährung, dass kein Körper dem anderen gleicht. Sicher kennen Sie Menschen, die scheinbar essen können, so viel sie möchten, und doch immer schlank bleiben - deren Körper braucht diese Menge an Nahrung ganz offensichtlich. Andere hingegen nehmen bei einem Übermaß an Kohlenhydraten sofort zu, wohingegen ein wenig zu viel Fett keinen Unterschied macht. Es ist also ganz offensichtlich, dass durch eine Vielzahl von Faktoren für den Körper eines jeden individuell festgelegt ist, was er braucht und was ihm schadet. Eine Rolle kann hier etwa die genetische Disposition spielen, ebenso Unverträglichkeiten, frühere Ernährungsgewohnheiten und vieles mehr. Und logischerweise sind Diäten deshalb auch kontraproduktiv: Sie beruhen auf strikten Regeln, Zwang und Disziplin, welche jedoch nicht an Ihren Körper angepasst sind. Außerdem ist mehrfach wissenschaftlich erwiesen worden, dass über 90% aller Diäten mittel- und langfristig zu Gewichtszunahme führen. Ein künstlich herbeigeführtes Kaloriendefizit bringt den Körper dazu, den Stoffwechsel herunterzufahren und für weitere „Notzeiten" Fett zu speichern. Außerdem werden Sie anfällig für Heißhungerattacken, ganz zu schweigen davon, dass das, was man sich verbietet, nur umso attraktiver erscheint. Alles ist erlaubt, aber es kommt auf das richtige individuelle Maß an. Also nutzen Sie Ihre neuerworbene Achtsamkeit, um Ihrem Körper zu geben, was er benötigt.

Dabei helfen bereits einige ganz einfache Maßnahmen, die in erster Linie verlangen, dass Sie aufmerksam in sich hineinfühlen, ganz so, wie Sie es nun ja wahrscheinlich inzwischen eingeübt haben.

Erstens: Essen Sie nicht nebenher. Nie. Sie können jetzt, sofort und auf der Stelle damit aufhören, unbedacht und ohne Aufmerksamkeit nebenher unterwegs schnell etwas in sich hineinzustopfen. Warum das so wichtig ist? Wenn Sie von anderen Dingen abgelenkt sind, während Sie essen, haben Sie gar keine Möglichkeit, die entscheidenden Botschaften Ihres Körpers überhaupt zu empfangen, wie etwa: „Danke, ich hatte genug", „viel zu zuckrig" oder „ich möchte rohes, unverarbeitetes Gemüse." Damit ist übrigens nicht nur gemeint, dass Sie nicht auf dem Weg zur Straßenbahn schnell etwas herunterschlingen sollen, sondern auch, dass Sie auf sonstige Ablenkung verzichten sollten: Das Smartphone hat während der Mahlzeit nichts in Ihrer Reichweite zu suchen, die aktuelle Serie sollte ebenfalls auf Pause geschaltet werden, und auch nebenher ein Buch zu lesen oder in einer Zeitschrift zu blättern, ist nicht unbedingt empfehlenswert.

Zweitens: Bevor Sie essen, lauschen Sie aufmerksam in sich hinein: Nach was verlangt Ihr Körper? Zu Beginn empfangen Sie vielleicht noch keine allzu deutlichen Nachrichten, denn schließlich hat Ihr Gehirn gelernt, dass Sie darauf ohnehin nicht achten. Wer das aber eine Weile achtsam tut, der bemerkt, wie sein Körper sich sehr wohl wieder zu Wort meldet und etwa kundtut, dass er jetzt unbedingt frisches Gemüse möchte oder dringenden Eiweißbedarf hat. Zu einem anderen Zeitpunkt müssen es unbedingt Brot oder Nudeln sein - dann stehen wohl Kohlenhydrate ganz oben auf der Dringlichkeitsliste. Sportler etwa berichten nach anstrengenden Krafteinheiten oft von einem deutlichen Verlangen nach Fleisch oder Eiern, was aufgrund des erhöhten Eiweißbedarfs absolut logisch ist.

Was im Diätenwahn der letzten Jahrzehnte oft untergegangen ist, ist nämlich eine ganz entscheidende Tatsache: Unser Körper benötigt von jedem der drei Makronährstoffe eine ausreichende Menge, er benötigt also Kohlenhydrate, Fette und Proteine. Ohne diese kann er nicht funktionieren. Diäten, die etwas davon gänzlich verteufeln, sind mit gutem Grund als bedenklich anzusehen. Hören Sie Ihrem also Körper zu, wenn Sie sich zwischen Hähnchenfilet und Pasta entscheiden müssen. Das gilt übrigens auch für die Entscheidung zwischen *gesund* und *ungesund*: Ihr Körper weiß, was Sie brauchen, und irgendwann müssen Sie sich entscheiden, ob sie lieber Ihrem Verstand oder Ihrem Körper vertrauen möchten. Jeder weiß, dass eine frische Karotte gesund ist und Käsechips eher nicht, aber leider schmecken die Chips dann einfach doch besser. Stimmt gar nicht unbedingt: Zwar empfinden wir die Kombination aus Fett und Salz prinzipiell als befriedigend, ein intuitiv ernährter Körper sendet jedoch bei deren Genuss höchstwahrscheinlich auch rasch die Signale aus: Das ist nicht gut für mich, gib mir nicht mehr davon. So bleibt es beispielsweise ganz von selbst bei der halben Handvoll - und das ist dann auch kein Problem.

Drittens: Essen Sie nur, wenn Sie hungrig sind. Gewohnheit, feste Esszeiten oder gar festgelegte Mengen führen nicht selten zu einer Verzerrung der tatsächlichen Bedürfnisse. Also horchen Sie vor jeder Mahlzeit in sich hinein, ob Sie nun *wirklich* hungrig sind - oder nur eben daran gewöhnt, jetzt etwas zu essen.

Eng damit verbunden ist Punkt Nr. 4: Nehmen Sie Ihr eigenes Essverhalten im Bezug auf Ihre emotionale Verfassung unter die Lupe. Essen Sie, wenn Sie gestresst sind? Oder verlieren Sie unter Anspannung den Appetit? Essen Sie, wenn Sie traurig, unglücklich, enttäuscht und frustriert sind? Verwenden Sie Essen - oder bestimmte Nahrungsmittel wie Süßigkeiten oder Knabbereien - als Kompensation, als Belohnung, als Ersatz oder als Trost?

Machen Sie sich in dem Fall unbedingt daran, diese schädlichen Kompensationsmuster durch gesündere zu ersetzen, und gehen Sie vor allem den Ursachen auf den Grund. (Hierbei können die beiden letzten Kapitel eine große Hilfe sein.)

Fünftens: Essen Sie langsam. Nur so geben Sie Ihrem Körper die Zeit, die zugeführte Nahrungsmenge wahrzunehmen und Ihnen rechtzeitig mitzuteilen, wenn sie ausreichend war. Ansonsten „eilen" Sie am Sättigungspunkt vorbei, was sich mit Völlegefühl, Verdauungsbeschwerden und schließlich Übergewicht bemerkbar machen kann. Außerdem geben Sie sich nur so die Möglichkeit, Essen wieder mit allen Sinnen wahrzunehmen und zu genießen und es auf diese Weise zu einem Höhepunkt im Alltag zu machen. Kauen Sie langsam und aufmerksam, machen Sie zwischen einzelnen Bissen Pause.

Und schließlich sechstens: Bringen Sie die Geduld auf, langsam wieder einen Zugang zu Ihrem Empfinden aufzubauen. Je nachdem, wie Ihre bisherige Ernährung gestaltet war, müssen Sie vielleicht zunächst die Dogmen, das schlechte Gewissen, die Regeln und die Zwänge jahrelanger Diätversuche loswerden oder einfach wieder lernen, zu spüren, wenn Ihr Körper sich meldet. Das geht nicht von heute auf morgen, aber es klappt, und zwar bei jedem. Denn schließlich geht es dabei um eine der elementarsten Grundfunktionen des menschlichen Körpers und sie steht jedem zur Verfügung.

Wer damit Schwierigkeiten hat, entweder, weil er sich nach den Jahren des hastigen, beiläufigen Schlingens überhaupt nicht mehr zurechtfindet in der eigenen Körperwahrnehmung oder weil er sich überfordert fühlt von der grundsätzlichen Umstellung, der kann hier auch auf professionell geleitete Programme zurückgreifen.

Ich persönlich kann das Programm von Ernährungsmedizinerin Dr. Mareike Awe sehr empfehlen. Unter dem Titel „Intueat" lernen die Teilnehmer des 10-wöchigen Online-Coachings, ihre Ernährung wieder auf ihre eigenen Bedürfnisse umzustellen, und so ohne Vorschriften und Diäten ihr natürliches, genetisches Wohlfühlgewicht zu erreichen (Mehr Infos und Links zu kostenlosen „Schnupperangeboten" im Quellenverzeichnis). Das ist absolut befreiend! Und auch Folgendes ist grundlegendes Prinzip des Kurses: Ihre Ernährung und Ihre Körperform dient Ihren Bedürfnissen. Es kann also nicht darum gehen, ein bestimmtes äußeres Bild zu erfüllen oder sich nach Kleidergrößen und Gewichtstabellen „zurechtzumodellieren". Manch eine wird immer ein wenig dünner bleiben als alle anderen und manch andere wird drei, vier Kilos mehr an den Oberschenkeln haben und damit trotzdem die perfekte Figur haben - nämlich perfekt für Gesundheit, Wohlbefinden,

Selbstbewusstsein und Vitalität. Lernen Sie also in erster Linie, sich zu erlauben, Ihr persönliches *Perfekt* erst einmal zu entdecken. Mentalübungen sind ebenfalls ein sehr wichtiger Teil des Programms. Sie sollen dabei helfen, wieder mit sich selbst und dem eigenen Körpergefühl in Kontakt zu kommen und sich selbst vollkommen anzunehmen und zu lieben. Ohne Annahme gibt es auch keine gesunde Abnahme!

Ich bin eine gute Mutter!

Zugegeben, die Selbstbefragungen der vorigen Kapitel können Zweifel säen und Unsicherheiten hervorrufen. Langfristig ist das unvermeidbar, um Veränderungen zu bewirken und sich letztlich in eine Richtung zu bewegen, die für Sie erfüllend und gut ist. Dabei sollte jedoch auch die akute Selbstfürsorge nicht aus dem Blick verloren werden. Denn natürlich kann Entwicklung nur mit einer Kombination aus beidem gelingen: Sich selbst im Hier und Jetzt bestärken, um daraus die Kraft zu schöpfen, die Zukunft zu gestalten.

Für zweifel- und stressgeplagte Mamas ist hier eine bestärkende Mantrameditation Gold wert. Sie folgt nicht im klassischen Sinne der buddhistischen Mantrentechnik, sondern nutzt vielmehr bestärkende, rückversichernde Aussagen, die einem selbst die nötige Zuversicht zurückgeben können. Worte wirken Wunder, sie können unsere Gedanken formen, wenn sie nur eindringlich genug genutzt werden und genau das sollen Sie nun tun. Für Christen gibt es eine ähnliche Möglichkeit: Nutzen Sie positive Affirmationen. Das können alle liebevollen, bestärkenden Worte sein, die in Ihnen Resonanz finden – sei es aus dem biblischen Kontext, aus Lektüre oder einfach aus Ihrer Beziehung mit Gott.

Bereiten Sie wie gewohnt ein geeignetes meditatives Umfeld vor und kommen Sie durch Fokussierung auf Ihren Atem zur Ruhe. Beginnen Sie dann damit, einzelne Sätze in Gedanken oder am besten auch laut zu wiederholen, wenn sie ungehört sind. Das wirkt noch besser. Worum es inhaltlich geht? Sie sind eine gute Mutter und das dürfen Sie sich ruhig einmal sagen. Kritik hören Mamas schließlich oft genug - Kind zu jung in die Kita gesteckt, zu wenig vegane Ernährung, zu dick, zu dünn, zu kurz gestillt, Erziehung zu lax oder zu streng und so weiter und so fort - also ist es dringend geboten, die wunderbare Leistung, die es ist, liebende Mutter kleiner Menschenwesen zu sein, immer aufs Neue feiernd und lobend in den Mittelpunkt zu stellen.

Also formulieren Sie Sätze, die ausschließlich positiv, wertschätzend und bestärkend sind. Beispiele hierfür sind: „Ich bin eine gute Mutter. Ich bin gut, so wie ich bin. Ich bin liebenswert. Ich bin genug. Ich bin ein sicherer Hafen. Ich gebe meinen Kindern Liebe." Fühlen Sie sich hier völlig frei zu formulieren, was und wie Sie möchten, allerdings: Zweifel oder Kritik haben in den Mantras bzw. Affirmationen nichts verloren. Das hat nichts mit Ihrer Einschätzung der Realität zu tun. Ganz sicher entdecken Sie bei kritischer Prüfung sehr wohl Dinge an sich, die Sie verändern möchten oder gar sollten, denn schließlich ist kein Mensch perfekt, aber darum können Sie sich zu einem anderen Zeitpunkt kümmern. Jetzt schöpfen Sie ausschließlich Kraft aus Positivem. Wiederholen Sie die einzelnen Sätze so oft, bis Sie das Gefühl haben, deren Botschaft verinnerlich zu haben, bis Sie den Inhalt „spüren" können. Nehmen Sie sich so viel Zeit, wie Sie möchten und nutzen Sie so viele Sätze, wie Ihnen beliebt. Dies ist eine sehr gestaltungsfreie und leichte Form der meditativen Selbstbestärkung.

Ich bin in Ordnung, so wie ich bin! Bestärkende Mama-Mantras/Affirmationen:

> *Ich bin eine gute Mutter.*

> *Ich bin liebenswert.*

> *Ich bin liebevoll.*

> *Ich bin meinen Kindern ein sicherer Hafen.*

> *Ich bin schön.*

ES MUSS NICHT IMMER ACHTSAMKEITSMEDITATION SEIN: KLASSISCHE ALTERNATIVEN, FREIE VARIANTEN, DENK- UND BESINNUNGSANSTÖSSE

Achtsamkeit hat viele Facetten und bietet eine weites, umfassendes Zugangsfeld zur Regulierung der eigenen Empfindungen an. Sie haben dieses Feld nun bereits gründlich erschlossen! Wie Sie wissen, können Sie davon jedoch nur durch stetige, langfristige Anwendung und Übung profitieren. Damit Ihnen das nicht zu langweilig wird oder falls Sie neugierig auf ganz andere Ansätze sind, bietet der nächste Teil dieses Buches Ihnen noch ein paar völlig andere Herangehensweisen an: noch mehr Möglichkeiten zur konstruktiven Arbeit mit sich selbst. Vertiefen Sie sich in Progressive Muskelentspannung, christliche Mystik oder Dankbarkeitsübungen - es gibt unzählig viele Konzepte, die Ihnen dabei helfen, Gelassenheit und eine stabile Verankerung in Ihrer inneren Mitte zu finden.

Ich bin so dankbar, ich könnte die Welt umarmen!

Auf den ersten Blick ist gar nicht ersichtlich, wie Dankbarkeit uns dabei helfen soll, entspannter zu werden und mit stressigem Alltag besser zurechtzukommen, aber mittlerweile belegen nicht wenige Studien, dass das Empfinden von Dankbarkeit die seelische Ausgeglichenheit ganz erheblich fördern kann. Warum? Wir sind darauf trainiert, vor allem Negatives wahrzunehmen, was dann den Großteil dessen, womit wir uns gedanklich beschäftigen, bestimmt - kein Wunder, dass dabei Grübeleien, Stress und Ärger herauskommen. Das bewusste Fokussieren auf Positives - also auf etwas, wofür man dankbar ist - hilft dem Gehirn, einen Ausweg aus diesem Muster zu finden. Und vermutlich kennen Sie selbst bereits den überwältigenden psychischen Effekt, den Dankbarkeit haben kann:

Denken Sie an eine angstauslösende, bedrohliche, quälende Situation, die sich dann plötzlich zum Guten gelöst hat, vielleicht das Abwarten während wochenlanger diagnostischer Maßnahmen und dann die erlösende Nachricht: Es ist kein Krebs. Oder das bange Warten auf einen Anruf, ein Zeichen, eine Beobachtung, wenn Sie Ihr entlaufenes Haustier suchen und auf einmal taucht das Katergesicht wohlbehalten am Fenster auf. Sicherlich kennen Sie das überwältigende Gefühl eines ganzen

Gebirges, das mit einem Mal von Ihnen abfällt, und vielleicht haben Sie auch erlebt, dass Sie in den Tagen danach immer aufs Neue gedanklich wieder bei der glücklichen Wendung landen und alles, was Sie in diesem Moment plagt, mit einmal Mal unendlich viel leichter wird. Ein warmes Glücksgefühl durchflutet Sie und Dankbarkeit spielt hierbei eine große Rolle.

Die gute Nachricht ist, dass es nicht immer die weltbewegenden Geschehnisse sein müssen, die uns Dankbarkeit erst empfinden lassen. Stattdessen kann sie aktiv und bewusst praktiziert werden, jeden Tag und auf mehrere Arten. Führen Sie beispielsweise ein Dankbarkeitstagebuch, in dem Sie jeden Tag 5 Dinge notieren, für die Sie dankbar sind. Das kann alles Mögliche sein, Kleinigkeiten und Großes, scheinbar Selbstverständliches und Außergewöhnliches gleichermaßen, etwa: „Heute ist meine Tochter ohne Diskussion ins Bett", „ich hatte ein schönes Telefonat mit meiner Mutter", „wir haben ausreichend, leckeres und gesundes Essen", „mein Sohn hat sich vollständig von seiner Krankheit erholt" oder „die Frau an der Supermarktkasse hat freundlich gelächelt."

Gerade die als selbstverständlich empfundenen Dinge können hier hilfreich sein, denn schließlich genießen wir alle den Tag über eine Vielzahl von Dingen, die Leben und Gesundheit überhaupt erst möglich machen, und sie sind beileibe nicht selbstverständlich. Leider merken wir das meist erst, wenn wir nicht mehr in ihren Genuss kommen, sondern etwa krank sind oder obdachlos werden. Also ist allein die unspektakuläre Tatsache, dass wir heute nicht schwer erkrankt sind, Grund zu höchstem Jubel - warum diesem Schluss nicht einfach einmal Folge leisten? Spüren Sie jedem dieser Momente noch einmal aufmerksam nach und versuchen Sie, die Dankbarkeit dafür bewusst und aktiv wahrzunehmen.

Eine weitere Möglichkeit, die gleichzeitig als Einschlafhilfe dienen kann, ist eine Art Tages-Dankbarkeitsscan: Während Sie bereits im Bett liegen und auf den Schlummer warten, gehen Sie noch einmal gedanklich Ihren Tag durch und notieren Sie, für was Sie so alles dankbar waren. Dieser positive, annehmende Gedankenfokus macht entspannt und durchbricht den Grübelwirbel, den nicht wenige Stressgeplagte als Einschlafhindernis kennen. Probieren Sie es einmal aus. Und dann gibt es noch die Möglichkeit, die eigene Dankbarkeit konkret auszudrücken, etwa durch einen Besuch, einen Brief oder auch nur eine kurze SMS. Möchten Sie das nicht tun oder wagen es nicht, so können Sie es auch gedanklich tun: Forscher haben entdeckt, dass selbst die innerlich ausgeübte Dankbarkeit im Gehirn bereits entsprechende Wirkung hervorruft. Es gibt noch einige weitere Möglichkeiten, sich regelmäßig in Dankbarkeit zu üben, vielleicht fallen Ihnen selbst noch Muster ein, die

Sie gerne in Ihren Alltag übernehmen möchten oder Sie klicken sich im Internet durch eine Vielfalt an Ideen, beispielsweise bei SPIEGEL Psychologie oder auf zahlreichen Lifestyle- und Psychologieblogs. Oder Sie setzen sich immer wieder hin und beantworten beispielsweise die folgenden Fragen, gedanklich oder schriftlich, wie Sie möchten.

Auf den Spuren der Dankbarkeit:

> *Für was waren Sie heute dankbar?*

> *Für was sind Sie in Ihrem Leben dankbar?*

> *Für welche großen Schritte in Ihrer gesamten Biografie sind Sie jetzt dankbar?*

> *Wer hat Ihnen heute Grund zur Dankbarkeit gegeben?*

> *Wem sind Sie in Ihrem Leben generell dankbar?*

Mir geht es gut! Bestärkende Alltags-Mantras:

> *Ich bin voller Kraft und Energie.*

> *Ich stecke voller Kreativität.*

> *Ich ruhe in mir selbst.*

> *Ich bin ausgeglichen und entspannt.*

> *Ich lasse los.*

> *Ich bin fröhlich.*

> *Ich spüre Dankbarkeit.*

Mit Progressiver Muskelrelaxation den Körper entspannen

Nun haben Sie sich bereits durch allerhand Entspannungs- und Meditationsmöglichkeiten probiert, denen allen eines gemeinsam war: Den Ausgangspunkt bildeten stets Ihre Gedanken, nichts anderes. Nun folgt eine Methode, die einen gänzlich anderen Ansatz wählt und gerade für diejenigen ganz besonders leichten Zugang ermöglicht, die sich zu Beginn völlig überfordert fühlen von Ihrem „Monkey Mind", denn die Progressive Muskelentspannung nach Jacobsen geht von der rein körperlichen Ebene aus - von bewusst steuerbaren, für jeden noch so abgelenkten Übenden ausführbaren konkreten Bewegungen. Worum es geht, ist ganz einfach:

Anspannen und lockerlassen. Klingt simpel, hat aber erstaunliche Wirkung: Herz- und Atemfrequenz werden gesenkt, die generelle Muskelanspannung lässt nach und sogar der Blutdruck sinkt nach einiger Zeit. Kurz zusammengefasst: Sie entspannen sich und zwar medizinisch messbar. Und das sowohl auf rein körperlicher als auch auf mentaler Ebene, denn die Übungen helfen Ihnen dabei, Verspannungen der Muskulatur und schließlich auch Blockaden auf seelischer Ebene zu lösen. Das Gehirn lernt, die Muster der Übungen als Automatismus abzuspeichern und kann auch in Stresssituationen auf die Entspannungstechnik zurückgreifen. Unter anderem deshalb nutzen viele psychosomatische Kliniken die Technik mittlerweile als ergänzende Methode. Teilweise übernehmen auch hier Krankenkassen die Kosten für Kurse, etwa an den Volkshochschulen. Wer allerdings unter bereits manifesten Störungen oder Erkrankungen leidet, sollte sicherheitshalber Rücksprache mit betreuenden Ärzten halten. In den allerhäufigsten Fällen ist diese sanfte Methode jedoch empfehlenswert. Für die meisten Menschen gilt jedoch ohnehin: Lassen Sie es erst gar nicht so weit kommen, und dabei hilft die progressive Muskelrelaxation ganz ungemein.

Und so wird's gemacht: Am besten flach auf den Rücken legen, Füße in entspannter Haltung nach außen fallen lassen, Arme ausgestreckt entlang des Körpers.

Schaffen Sie eine passende Atmosphäre mit geeigneter Unterlage, angenehmer Raumtemperatur (nicht zu kalt, auch hier kühlt der Körper leicht aus), bequemer Kleidung, ausreichend Zeit, vielleicht sanfter Entspannungsmusik, Duftöl oder Kerzen. Was Sie dann tun, ist, Ihre Muskulatur im Wechsel anzuspannen und anschließend wieder zu entspannen. Dabei arbeiten Sie sich der Reihe nach durch Ihren Körper und aktivieren die einzelnen Muskelgruppen isoliert voneinander. Zudem kombinieren Sie An- und Entspannung mit Ihrem Atem: Spannen Sie an, während Sie einatmen und lassen Sie locker, während der Atem wieder aus Ihnen herausströmt. Sie werden sehr rasch merken, dass dies Ihrem ganz natürlichen Instinkt entspricht - mit jedem Ausatmen lassen Sie alles aus sich hinausströmen, was Sie nicht mehr brauchen, was Ihrem Körper eine Last ist: Verbrauchte Atemluft, Anspannung und Verkrampfung, belastende und störende Gedanken.

Atmen Sie zu Beginn einige Male tief ein und aus und beginnen Sie dann mit Ihrer rechten Hand. Ballen Sie sie zur Faust, um die Anspannung der Muskulatur in den Fingern, der Handfläche und dem Unterarm zu spüren. Spannen Sie an, während Sie einatmen, anschließend bleibt es Ihnen überlassen, ob Sie gleich beim nächsten Ausatmen wieder lockerlassen wollen oder ob Sie die Spannung wenige Atemzüge lang aufrechterhalten möchten. Als grobe Orientierung kann gelten, die Anspannung etwa fünf bis zehn Sekunden aufrechtzuerhalten und anschließend 30 bis 45 Sekunden in der Entspannungsphase zu verweilen. Maßgeblich ist hier jedoch in erster Linie Ihr Atemrhythmus, der in jedem Falle natürlich, tief und gleichmäßig bleiben soll. Wenn Sie dann lockerlassen, tun Sie dies ganz bewusst während des Ausatmens. Konzentrieren Sie sich während der gesamten Übung darauf, die Anspannung genau zu fühlen und dann insbesondere den bewussten Übergang zur willkürlich herbeigeführten Entspannung. Empfinden Sie aktiv das wohltuende Gefühl des Loslassens, des Entspannens der Muskulatur und nehmen Sie den Unterschied zwischen zuvor und danach wahr.

Versuchen Sie, mit Ihren Gedanken nur bei diesen Empfindungen zu bleiben. Sollten sich andere Gedanken aufdrängen, bemühen Sie sich, ihnen nicht zu folgen und in diesem Moment keinen Platz einzuräumen. Lassen Sie sich mit jedem Ausatmen tiefer in die Entspannung hineinsinken und fühlen Sie, wie das Gefühl von Schwere und Lockerheit zunimmt. Tun Sie anschließend das Gleiche mit der linken Hand, danach mit beiden Händen gleichzeitig. Und auf diese Art fahren Sie schließlich mit Ihrem gesamten Körper fort, den Sie nun Stück für Stück durchstreifen. Es gibt für jeden Körperbereich eigene Anspannungsmuster, mit denen sich tatsächlich die gewünschte Muskulatur erreichen lässt. Denn wie Sie vermutlich wissen, ist es manchmal gar nicht so leicht, genau die Muskeln anzusprechen, die man gerade im Sinn hat. Beugen Sie für die Arme die Ellenbogen mit geballten Fäusten nach oben und spannen an; um die Oberarmmuskulatur anzusprechen, drücken Sie beide Handflächen fest auf den Boden. Für die Schultern drücken Sie den entsprechenden Bereich fest in die Unterlage, anschließend machen Sie sich an die unteren Extremitäten. Ziehen Sie die Zehen zum Körper, anschließend krallen Sie sie ein; um die Beinmuskulatur zu erreichen, ziehen Sie die Fußspitzen Richtung Oberkörper, ohne dabei die Fersen vom Boden zu heben. Spannung im Rücken erzeugen Sie durch Anheben der Wirbelsäule zum Hohlkreuz, am Bauch können Sie in zwei Richtungen arbeiten: Wölben Sie den Bauch nach außen, um die Muskulatur zu spannen, ziehen Sie den Bauchnabel fest Richtung Wirbelsäule, um die Muskeln in entgegengesetzter Weise anzuspannen. Nun kommen Sie zum Kopf. Ziehen Sie ihn zunächst Richtung Brust, dann zur linken und zur rechten Schulter. Konzentrieren Sie sich anschließend genauer auf einzelne Gesichtspartien: Beißen Sie zum Anspannen der Kiefermuskulatur leicht die Zähne aufeinander, pressen Sie anschließend die Lippen gegeneinander, für die Stirnregion ziehen Sie die Augenbrauen nach oben, die Augenpartie erreichen Sie über Zusammenkneifen der Lider, als würden Sie geblendet. Ganz am Ende können Sie noch einmal langsam gedanklich durch Ihren Körper wandern. Spüren Sie den Unterschied, fühlen Sie die bewusst herbeigeführte Lockerheit in jedem einzelnen Muskel und kehren Sie dann langsam in die Gegenwart zurück, indem Sie damit beginnen, die einzelnen Körperteile leicht zu bewegen und somit aus Ihrer „Versunkenheit" zurückzuholen. Setzen Sie sich langsam auf, um Kreislaufprobleme zu vermeiden und gehen Sie ein paar Schritte.

Bei diesen Übungen sind nun ein paar Details entscheidend. Erstens: Atmen Sie konzentriert, bewusst und deutlich mit der Muskelentspannung aus. Zweitens: Lassen Sie sich für jeden einzelnen Bereich ausreichend Zeit, bis Sie tatsächlich die Schwere der völligen Entspannung spüren können. Drittens: Es ist eine Entspannungsübung, kein Muskeltraining. Bauen Sie genug Spannung auf, um sie deutlich fühlen und bewusst loslassen zu können, aber üben Sie nicht zu viel Kraft aus, verkrampfen Sie nicht. Wie Sie vielleicht erahnen können, nimmt ein kompletter Durchlauf einiges an Zeit in Anspruch. Für den Anfang werden Übungseinheiten von 20 bis 30 Minuten empfohlen, denn bei kürzeren Einheiten lässt es sich nicht vermeiden, zu hetzen oder mehrere Muskelgruppen zusammenzufassen. Wenn Sie geübt sind und Ihr Gehirn das Muster abgespeichert hat, haben Sie die Möglichkeit, einzelne isolierte Einheiten durchzuführen, die sich dann auch leicht im Alltag zwischendurch einschieben lassen - sogar im Sitzen.

DIESMAL ABER WIRKLICH! LANGFRISTIGE ÜBUNGSPRAXIS ETABLIEREN

Vor Ihnen liegt nun eine Fülle an Möglichkeiten, sich darin zu üben, mehr Gelassenheit und Entspannung in Ihr Leben zu bringen. An Ideen fehlt es nicht, und sicher entwickeln Sie im Laufe der Zeit zahlreiche weitere, eigene Übungen, mit denen Sie auf noch vielfältigere und vielleicht für Sie passendere Art eintauchen können in diese Welt. Die größte Schwierigkeit, mit der Sie nun noch konfrontiert sind, ist eine völlig andere: Wer kennt nicht das leidige Problem des „Ich will ja, aber dann kriege ich es doch nicht hin"? Was nach Befindlichkeitsgejammer klingt, ist absolut ernst zu nehmen, denn der Großteil der guten Vorsätze scheitert nicht an den tatsächlichen Möglichkeiten, sondern am fehlenden konsequenten Umsetzen. Einfach auf Disziplin zu pochen, greift hier zu kurz, denn das Nicht-Umsetzen ist in der Regel komplexen und vielfältigen Faktoren geschuldet, von denen Sie einige jedoch leicht beseitigen und anderen entschiedener entgegentreten können, wenn Sie sich bereits im Voraus gedanklich dagegen wappnen. Deshalb werfen wir nun abschließend noch einen Blick auf die eigentlich alles entscheidende Frage: „Wie kriege ich es hin?"

Keine Zeit! Heute nicht - Typische Stolperfallen umgehen

Es heißt nicht ganz grundlos, man müsse seinen Feind gut kennen, um ihn bestmöglich zu bekämpfen, und wenn es um gute Vorsätze geht, trifft das ganz besonders zu, denn der Feind lauert schließlich in einem selbst. Sie sollten wissen, welche Stolperfallen auf dem Weg zur langfristigen Übungspraxis lauern, denn damit nehmen Sie Ihnen den Überraschungseffekt. Wenn nun ein sabotierender Gedanke aus den Tiefen aufsteigt, dann denken Sie: „Aha, auf diese Weise versucht er es nun, der Schweinehund. Gut, dass ich darauf vorbereit war."

Stolperstein Nummer 1: „Was soll das schon bringen?" Was Achtsamkeit Ihnen langfristig bringen kann, das wissen Sie nun. Auch, wenn es um verblüffend einfache Konzepte geht, kann man eine deutliche Wirkung erwarten! Die Wissenschaft lässt hier keinen Zweifel zu, sondern legt Ihnen stichhaltige Beweise vor. Wir haben im Allgemeinen eine gewisse Kosten-Nutzen-Erwartung entwickelt in Verbindung mit der vagen Vorstellung, dass wir, wenn wir etwas gewinnen wollen, an anderer Stelle bezahlen müssen. So gehen wir etwa davon aus, dass Medikamente, die wirklich helfen, stark und dann eben auch meistens nebenwirkungsreich sein müssen, und Trainingsmethoden hart, fordernd und womöglich gar schmerzhaft, wenn sie wirklich Erfolge bringen sollen. Wir sind skeptisch, wenn etwas sanft und ohne „Büßereffekte" daherkommt und neigen dazu, dann automatisch auch die Wirksamkeit in Frage zu stellen. Wer allerdings jemals den straff durchtrainierten Körper eines Pilates-Athleten gesehen hat oder die beweisbar starke, chemische Wirkweise eines pflanzlichen Medikaments erlebt hat, der weiß, dass das Unsinn ist; und ganz genauso verhält es sich mit Meditation. Wenn Sie Zweifel aufsteigen spüren, blättern Sie einfach nochmal zurück zum Kapitel über die medizinische Faktenlage.

Nummer 2: „Ich habe auch schon X und Y probiert und das hat auch nicht funktioniert." X und Y sind nicht das, was Sie jetzt vorhaben, und es kann aus mehreren Gründen gescheitert sein. Vielleicht war es unfundierter Unsinn, vielleicht sind Sie die Sache falsch angegangen, vielleicht hatten Sie keine tragfähige, ausgearbeitete Strategie zur Hand, vielleicht waren Sie zweifelnd und lustlos und Ihre Versuche somit halbherzig, vielleicht haben Sie es auch einfach zu einem ungünstigen Zeitpunkt versucht und sind unter falschen Voraussetzungen gestartet, vielleicht war Ihr Leidensdruck noch nicht hoch genug - es gibt jedenfalls keinen logischen, vernünftigen Grund, der etwa eine gescheiterte Yogakarriere in einen Zusammenhang mit Ihrem jetzigen Vorhaben, regelmäßige Meditation einen Raum in Ihrem Leben einnehmen zu lassen, in Verbindung bringt. Wir neigen dazu, Dinge, die uns ähnlich scheinen oder sich ähnlich anfühlen, zusammenzufassen und sogar in einen ursächlichen Zusammenhang zu stellen. Das ist jedoch zunächst einmal nichts anderes als der Reflex unseres Gehirns, Muster erkennen zu wollen. Setzen Sie dem die Vernunft und Ihren Willen entgegen.

Nummer 3: „Dafür habe ich keine Zeit. Das kann ich mir nicht leisten." Die meisten Menschen haben nüchtern betrachtet deutlich mehr Zeit zu ihrer tatsächlichen Verfügung, als ihnen scheint. Diese geht nur nicht selten „drauf" für unfokussiertes, gelangweiltes „Daddeln", für Dinge, die sich anschließend als völlig überflüssig entpuppen, Dinge, von denen wir glauben, wir müssten sie tun oder sie wären uns wichtig, obwohl dies nicht der Fall ist, oder ineffizientes Zeitmanagement als Resultat von konstanter Überarbeitung und Erschöpfung. Vermutlich 99% der Leserinnen dieses Buches haben die theoretische Möglichkeit, sich auf diese Art jeden Tag eine halbe Stunde freizuschaufeln - und das ist nicht einmal nötig. Blättern Sie noch einmal durch die Übungen und Anregungen. Dort finden Sie zahlreiche Anleitungen und Ideen, wie Sie auch mit deutlich geringerem Zeitaufwand schon Großes bewirken können. Und wenn es Ihnen guttut und leichter fällt, erhöhen Sie die langsam den Umfang - oder Sie bleiben eben einfach bei Ihrem anfänglichen Pensum.

Nummer 4: „Heute geht es ausnahmsweise wirklich nicht." Zugegeben, dieser Stolperstein ist vielleicht der heimtückischste. Er kommt auf perfide Art in den kompliziertesten Momenten daher und scheint eigentlich nur Ihre eigenen Interessen zu vertreten, denn heute sind Sie wirklich einfach zu müde, heute kamen Sie drei Stunden später nach Hause, weil der Kleine vom Baum gefallen ist und Sie die Zeit in der Notaufnahme verbracht haben, heute haben Sie Kopfweh und Schnupfen oder heute hätten Sie die verlockende Gelegenheit, stattdessen endlich mal wieder einen Abend mit Ihrer besten Freundin zu verbringen. Zwingen Sie sich hier zur Ehrlichkeit: Machen die Umstände es wirklich unmöglich oder haben Sie nur eigentlich überhaupt gar keine Lust? Fragen Sie sich: Gäbe es eine theoretische Möglichkeit, alles unter einen Hut zu bringen? Wie würde es sich im Nachhinein anfühlen, wenn ich nun doch noch meine Meditationseinheit abhalte? Würde mir wirklich etwas weggenommen? Oder hätte ich danach ein gutes Gefühl? Und dann entscheiden Sie verantwortungsvoll, denn natürlich gibt es Einzelfälle, in denen Sie tatsächlich eine Sitzung ausfallen lassen sollten oder sogar müssen - erlauben Sie sich nur nicht, diese Fälle mit Ausreden zu verwechseln. Halten Sie sich stets vor Augen, dass nur regelmäßiges und langfristiges Üben Erfolge bringt, und fragen Sie sich, ob es sich wirklich lohnt, diese Erfolge für den jetzigen Moment des Unwillens zu gefährden. In den meisten Fällen wird die ehrliche Antwort „Nein" lauten.

Nummer 5: Der letzte Punkt ist vielleicht der wichtigste und er steht in enger Verbindung mit vielem, was unter Punkt vier gesagt wurde: „Ich spüre keine schnellen Erfolge und es fühlt sich auch nicht gut an." Das sind zwei Tatsachen, mit denen Sie sich auseinandersetzen müssen, denn daran lässt sich nichts ändern. Ja, Sie werden nicht schnell belohnt, und nein, reine Achtsamkeit ist wie mehrfach erwähnt nicht unbedingt ein entspannter, angenehmer, schöner Zustand. Es ist letztlich Arbeit, eine Form der Anstrengung, die Sie geistig leisten und mit deren Wirkung Sie erst nach einiger Zeit der Beharrlichkeit belohnt werden. Hiergegen helfen nur realistische Erwartungen und Disziplin: „Ja, es wird eine Zeit lang dauern. Ja, ich werde vielleicht das Gefühl bekommen, ich übe und übe und es passiert nichts, und nein, es wird nicht immer ein inneres Blumenpflücken sein. Das weiß ich und das erwarte ich - und wenn es so ist, wird es mich nicht von meinem Vorhaben abbringen." Und zumindest für die angenehmen Gefühle können Sie schließlich auch etwas tun: Einige der Übungen, die nicht der Achtsamkeitspraxis entnommen sind, zielen schließlich genau darauf ab, Ihnen kurzfristige Zustände des Wohlbefindens und der Entspannung zu verschaffen. Gestalten Sie Ihre Meditationspraxis ganz so, wie Sie möchten - vielleicht ist für Sie weniger Achtsamkeit, dafür mehr progressive Muskelentspannung der richtige Weg. Finden Sie eine Routine, die für Sie persönlich passend ist, denn wenn Sie nur mit Zwang und Überwindung arbeiten, werden Sie ganz sicher nicht lange am Ball bleiben.

Tipps & Tricks: So gelingt regelmäßiges Üben

Abgesehen davon, dass Sie bestimmten Versuchungen widerstehen, können Sie ganz gegenteilig auch mit einigen einfachen Maßnahmen dafür sorgen, dass das Aufrechterhalten Ihrer Übungspraxis Ihnen deutlich leichter fällt. Erstens: Etablieren Sie einen festen Rhythmus und einen festen Zeitrahmen, die dann unverhandelbar sind. Verschieben Sie nicht, verkürzen Sie nicht (Notfälle natürlich stets ausgenommen). Es ist deutlich erfolgversprechender, zu sagen: „Jeden Abend zwischen 17.00 und 17.30." oder „Montag, Mittwoch und Freitag jeweils um 11 eine halbe Stunde." als „Jeden Abend irgendwann zwischen fünf und sieben für etwa 15 bis 30 Minuten." Klare Absprachen akzeptiert Ihr Gehirn viel eher als verbindlich. Also betrachten Sie Ihre Meditation wie einen Termin beim Einwohnermeldeamt - festgelegt und fertig. Zweitens: Legen Sie sich Ihre Einheiten so, dass Ihnen währenddessen jemand zuverlässig den Rücken freihält: Partner oder Mutter etwa, oder so, dass die Kinder anderweitig untergebracht sind, beim Schwimmtraining vielleicht oder in der Musikschule. Drittens: Planen Sie genug Zeit ein, um keinesfalls in Stress zu geraten. Die heutige Besinnung hat Sie einigermaßen aufgewühlt und Sie brauchen zehn Minuten länger, um wieder in der Gegenwart anzukommen? Stellen Sie sicher, dass hierfür in jedem Falle ausreichend Zeit ist. Viertens: Schaffen Sie sich einen festen Meditationsort, der idealerweise auch so gestaltet ist, dass er Ihnen gefällt und Ihr Vorhaben unterstützt, also vielleicht mit warmen Farben, Decken, sanftem Licht, Kerzen, Duftöl etc. Ein absolutes Muss ist zudem, dass der Platz zuverlässig Ungestörtheit gewährt, ruhig und angenehm temperiert ist. Fünftens: Machen Sie Ihre Meditation zum Ritual. Dadurch hauchen Sie Ihm eine gewisse Ernsthaftigkeit und Unberührbarkeit ein - gerade das Richtige für langfristiges, ernstgemeintes Praktizieren. Schaffen Sie einen würdigen, angemessenen Rahmen, der der Bedeutung Ihres Vorhabens gerecht wird. Vielleicht möchten Sie sich ein hübsches Meditationskissen zulegen oder eine gemütliche Hose. Benötigt wird solches Equipment nicht, aber viele Menschen empfinden es als unterstützend, auf diese Art die Verbindlichkeit und Bedeutung zu unterstreichen. Sechstens: Zwingen Sie sich nicht zur Meditation, wenn es einmal gar nicht geht. Eine Einheit, die Sie mit schlechtem Gewissen gehetzt durcharbeiten, nur um es irgendwie noch erledigt zu haben, nützt Ihnen nichts, wenn Sie bemerken, dass es Ihnen kein bisschen gelingt, sich darauf einzulassen. Das Gleiche gilt, wenn Sie sich körperlich unwohl fühlen und dieses Unwohlseine eine gewisse Intensitätsschwelle überschreitet. Wenn Sie mit Fieber im Bett liegen und der Kopf dröhnt, macht es nicht viel Sinn, sich zu zwingen - vielleicht empfinden Sie es jedoch auch als entlastend, dann steht dem natürlich nichts im Weg. Das Entscheidende ist, dass Sie sich gut damit fühlen und den Eindruck haben, kontrolliert und gewinnbringend meditativ tätig zu sein. Vertrauen Sie Ihrem Gespür, wenn es nicht geht, dann geht es eben nicht und in der Regel ist das deutlich wahrnehmbar. Hören Sie auf die Signale Ihres Körpers und Geistes, eine erzwungene, gehetzte, quälende Meditation richtet weitaus mehr Schaden an als einmal eine Einheit ausfallen zu lassen.

Warum mache ich das? Eigenmotivation als Schlüssel zur Disziplin

Die genannten Tricks und Kniffe mögen hilfreich dabei sein, wirklich dranzubleiben an der Meditationspraxis und einen Weg zu finden, sie stressfrei, gewinnbringend und langfristig in den Alltag zu integrieren, entscheidend ist aber eine andere Sache: Ihre innerste Motivation. Was so einfach klingt, kann ganz schön kompliziert sein, denn wie es so schön heißt, ist nicht selten der Geist wohl willig, das Fleisch allerdings schwach. Deshalb kommt nun zum Schluss noch eine praktische Gedankenübung, bzw. eine innere Befragung, mit der Sie selbst aktiv Ihre ursprüngliche, tatsächliche Motivation ins Zentrum rücken und sich also noch einmal eindrücklich vor Augen führen, warum Sie das wirklich und unbedingt tun möchten. Nehmen Sie sich Zettel und Stift zur Hand und verfassen Sie Ihr ganz eigenes Manifest der Meditation. Geben Sie sich Mühe und tun Sie es gründlich, anschließend bewahren Sie das Papier auf. Wann immer die Motivation Sie verlässt, Sie zweifeln oder merken, dass Sie säumig werden, nehmen Sie es zur Hand, lesen es durch und erinnern sich daran, für welche übergeordneten Ziele Sie einst damit angefangen haben. Spüren Sie dazu noch einmal genau die gegenwärtigen Missstände auf - etwa Gereiztheit, Schlafprobleme, das Gefühl, nicht allen Aufgaben gerecht werden zu können, Stress und Zeitdruck -, benennen Sie Konfliktpunkte und Schwierigkeiten - mangelnde Unterstützung durch Partner oder Familie, nicht zufriedenstellende Aufgaben- und Rollenverteilung, unterschiedliche Erziehungsvorstellungen, konfliktbelastetes Verhältnis zum pubertierenden Sohn - und formulieren Sie möglichst präzise und konkret Ihre persönlichen Wünsche und Ziele in emotionaler, wahrnehmbarer Hinsicht (keine Lösungsansätze!) - besser einschlafen können,

seltener Streit haben, besser die Fassung wahren können, geduldiger sein, auf Unvorhergesehenes entspannter reagieren können, weniger Spannungskopfschmer-
zen etc. Mit den folgenden Fragen können Sie vielem davon auf die Spur kommen:

Und deswegen fange ich jetzt an! Erfragen Sie eigene Probleme, Wünsche und Ziele.

> *Wie geht es mir zurzeit?*

> *Welche grundlegenden Schwierigkeiten nehme ich in meinem Leben wahr?*

> *Womit kämpfe ich?*

> *Was tut mir nicht gut?*

> *Welche Entwicklungen in meinem Leben nehmen eine Richtung, die mir nicht gefällt?*

> *Welche Gefühle möchte ich seltener / schwächer haben?*

> *Welche Gefühle öfter / stärker?*

> *Welche meiner Verhaltensweisen möchte ich selbst gerne ändern können?*
> *Was würde mir guttun?*

Falls Sie sich nun fragen, was das mit Ihrer Meditationspraxis zu tun haben soll, denn schließlich können Sie Probleme nicht weg- und Lösungen nicht herbeimeditieren, erinnern Sie sich an die grundlegendste Wirkung aller meditativen Tätigkeiten: Sich selbst in einen Zustand zu versetzen, der genug Klarheit und Besonnenheit bringt, um überlegt, sinnvoll und entspannt die nötigen Schritte zur Problemlösung identifizieren und schließlich umsetzen zu können. Die nötige Widerstandskraft aufbauen, um mit Schwierigkeiten konstruktiv umzugehen, anstatt sich von ihnen vor sich hertreiben zu lassen: Stichwort Resilienz.

Alles, was Sie brauchen, liegt bereits in Ihnen, Sie müssen es nur entdecken, wecken, hegen und pflegen und stetig schulen. Wann immer Sie auf Ihrem Weg der Achtsamkeit der Mut verlässt oder Sie ganz einfach keine Lust mehr haben, nehmen Sie diese Gedankensammlung zur Hand und erinnern sich daran, was Sie *eigentlich* erreichen wollen und was Sie antreibt. Erinnern Sie sich außerdem daran, für wen Sie all das tun, nämlich keinesfalls nur für sich selbst, sondern für das Kostbarste, das Sie im Leben haben: Die Menschen, die Sie lieben.

MUT, ZU SICH SELBST ZU STEHEN

Zum Abschluss bleibt nicht viel Zusätzliches zu sagen, denn die letzten Kapitel haben Sie bereits sanft hinausbegleitet aus diesem Buch und hin auf Ihren eigenen, individuellen Weg der Achtsamkeit. Aber etwas möchte ich Ihnen doch noch mit auf den Weg geben: Haben Sie Mut! Den Mut, zu sich selbst und Ihren Fehlern oder Eigenheiten zu stehen, zu Ihren Grenzen und Bedürfnissen, zu all dem, was Sie *auch* ausmacht und was Sie vielleicht an sich als unzulänglich empfinden. Alles, was Ihnen in diesem Buch nahegebracht wurde, hat eine unendlich bedeutsame Annahme zur Grundlage: Sie sind so, wie Sie sind und von genau diesem Punkt aus machen Sie sich auf den Weg.

Ihre beste Freundin steckt Babygeschrei viel lockerer weg als Sie? Ihre Mutter hat fünf Kinder großgezogen und trotzdem war das Wohnzimmer immer sauber? Andere Mütter können gleichzeitig Gulasch kochen und Mathe erklären und sind trotzdem nicht gestresst? Sie brauchen nach drei Stunden eine Pause, während andere fünf Stunden durchhalten? Sie machen sich Sorgen, noch bevor andere Menschen Grund zur Unruhe sehen? Sie brauchen jeden Tag kinderfreie Zeit, während die anderen Kita-Mütter sich rund um die Uhr mit ihrem Nachwuchs beschäftigen? Ein voller Terminplan überfordert Sie, Ihr Partner ist trotzdem voller Energie?

Nichts davon hat eine Bedeutung. Sie sind, wie Sie sind und Sie sind es aus einer Vielzahl von Gründen. Das erste, was Sie zu tun haben, ist, sich selbst anzunehmen und zu bejahen. Zucken Sie die Schultern über jede Unzulänglichkeit und konzentrieren Sie sich auf das, was Sie gerne sein und verändern möchten. Sie meditieren nicht, um zu einem Menschen zu werden, der die Erwartungen anderer erfüllt, sondern um aus dem Menschen, der Sie sind, die Variante zu machen, die wirklich Ihnen entspricht. Denn nichts anderes ist und will Achtsamkeit: Waches, aufrichtiges Wahrnehmen des Selbst und dem Selbst anschließend geben, was es braucht. Haben Sie den Mut, zu sich zu stehen und sich um sich zu kümmern - dafür brauchen Sie niemandes Bestätigung.

Bonuskapitel: Warum in die Ferne schweifen? Spiritualität in den religiösen Traditionen der westlichen Welt

ie meisten der bisher vorgestellten Meditationstechniken entstammen, wie bereits erwähnt, ursprünglich fernöstlichen Religionen, allen voran dem Buddhismus und Hinduismus, wobei sie im Westen längst als „weltlich gemacht" Eingang gefunden haben. Es ist leicht und ohne Einschränkungen möglich, Achtsamkeit zu praktizieren und dem buddhistischen Glauben fern zu sein, ja nicht einmal Kenntnisse darüber zu haben. Die nun folgenden Meditationsansätze, die man manchmal vielleicht besser als Kontemplationsansätze bezeichnen sollte – („contemplare" kommt aus dem Lateinischen und heißt „betrachten") – unterscheiden sich von allem Bisherigen nun in zweierlei Hinsicht. Erstens: Sie haben ihren Ursprung nicht in der religiösen Tradition des Fernen Ostens, sondern vielmehr in den religiösen Traditionen, die den meisten deutschen Leserinnen vertraut sein werden, nämlich dem Christentum und dem Judentum. Zweitens: Diese Meditationen können nicht auf den Glauben verzichten.

Kontemplation ist eng mit den entsprechenden religiösen Schriften verzahnt und ergibt ohne einen wie vage auch immer gearteten Glauben an das dahinterstehende Göttliche kaum Sinn. Und im Gegensatz zu etwa buddhistischer Auffassung lässt sich dieses Göttliche nicht so weit abstrahieren, dass es letztlich nichts anderes mehr als der Kosmos in seiner Gesamtheit an sich ist. Allerdings: Sie müssen keinesfalls praktizierender Christ sein, die Kirchen und ihre Institutionen mögen Ihnen völlig fremd sein. Die christliche oder jüdische Mystik kann Ihnen ganz jedoch einen völlig neuen Anknüpfungspunkt an das bieten, was Sie vielleicht halb nebenher und ganz selbstverständlich doch irgendwie begleitet, seit Sie Kind waren. Nicht wenige Erwachsene sagen heute auf Nachfrage Dinge wie: „Naja, ich wurde getauft, aber Religion hat nie eine Rolle gespielt. Ich bin eben in der Kirche, weil man da ist. Weihnachten gehe ich hin, weil es zur Tradition gehört und sich der Abend erst dann richtig anfühlt. Gott und Kirche haben mir nichts zu sagen, allerdings glaube ich schon, dass da irgendetwas ist, irgendetwas jenseits der physikalisch erklärbaren Realität."

Und genau dieses irgendetwas spielt eine immer

größere Rolle, ist es doch nichts weniger als der vielleicht etwas unbeholfene Ausdruck der immens bedeutenden Tatsache, dass viele Menschen irgendwo in sich ganz selbstverständlich und aus ihrer tiefsten Tiefe heraus eine unbeirrbare Ahnung haben, dass dort etwas ist, etwas, das größer und weiter ist als alles, was wir begreifen, etwas Mächtiges und Unerklärbares, etwas Ewiges - etwas, das man auch einfach Göttliches nennen könnte.

Spiritualität erlebt gerade einen riesigen Boom, auch außerhalb der institutionalisierten Großkirchen: in esoterischen Zirkeln, bei Natur- bzw. Schöpfungsliebhabern, in kleineren christlichen Gemeinschaften, Klöstern etc. Und dann spielt es keine Rolle, ob man sie mit den traditionell religiösen, von der Institution Kirche geprägten Konzepten von Jesus und Gott in Einklang bringen kann. Zusammenfassend könnte man sagen: In der heutigen Zeit spielt für viele Menschen Kirche und Religion keine Rolle, weil sie ihnen keine passenden, ihrer Lebensrealität angemessenen Formate und Ideen anbietet, allerdings fehlt es nicht an der inneren Bereitschaft, mit dem, um was es letztlich geht, in Kontakt zu kommen: Mit dem Göttlichen.

Meditations- und Kontemplationstechniken aus dem christlichen und jüdischen Umfeld können hier eine Brücke anbieten, über die jeder Mensch seinen ganz persönlichen, erfühlten und erfahrenen Weg zu dieser tief in ihm schlummernden Ahnung finden kann. Sehen wir uns in den folgenden Kapiteln einmal an, auf welche Weise dies gelingen kann und wie verblüffend nah wir oft ohnehin schon dran sind an allem - an der fernöstlichen Meditation, an der Mystik, an der inneren Einkehr und schließlich am Göttlichen.

TECHNIKEN UND ANSÄTZE IM CHRISTENTUM

Das Wissen um die christliche Mystik ist - man muss es leider so sagen - in weiten Teilen verloren gegangen. Wer sich vielleicht an Ministrantinnenstunden erinnert oder den Religionsunterricht in der Schule, dem werden kaum meditative Praktiken und mystische Versenkungsübungen ins Gedächtnis kommen, denn diese fristen in unserem modernen Christentum im Moment noch ein Schattendasein. Und das gilt nicht nur für die vergangenen Jahre oder Jahrzehnte. Sprechen Sie etwa mit der häufig noch viel gläubigeren Großelterngeneration über deren religiöse Erfahrungen und Sie ernten bei Worten wie Mystik und Meditation höchstens entsetztes Kopfschütteln - man ist doch nicht bei den Heiden!

Schuld daran ist zumindest zu einem erheblichen Teil die Aufklärung, jene geistig-philosophische Strömung, der wir in weiten Teilen unsere heutige Gesellschaft zu verdanken haben. Sie stellt rigoros das selbstständige, logische und analytische Denken in den Vordergrund. In mancher Hinsicht ist das zweifellos ein Segen, wenn es darum geht, die Freiheit, Sicherheit und Würde aller zu garantieren, aber durch die starke Betonung der Vernunft ist auch eine tiefe, ganzheitliche Erfahrungsebene verloren gegangen, denn unsere Emotionen und unser spiritueller Geist, das was oft als „Seele" bezeichnet wird, möchten auch bedient werden. Suspekt ist der Aufklärung naturgemäß alles Vage, Spiritistische, Jenseitige, Nicht-Beschreibbare - und damit nicht nur zunehmend die Religion an sich, sondern vor allem der mystische Anteil daran. Und seien wir ehrlich: Wenn uns heute jemand den Begriff „Mystik" präsentiert, gehen wir gerne reflexhaft innerlich auf Sicherheitsabstand. Wir verbinden ihn mit abgehobenem Spinnertum, New-Age-Gurus, unverbesserlichen und irgendwie abgehängten Alt-Hippies, die sich einfach nicht recht trennen können von der Idee, durch Drogen, Musik und entrückte Tänze eins zu werden mit dem, was sie sich unter dem Universum vorstellen.

Doch damit kann einmal gründlich aufgeräumt werden: Die christliche Mystik ist - vor allem war! - ein ernstzunehmender, weithin praktizierter und anerkannter Aspekt der christlichen Tradition, von heute noch bekannten christlichen Denkern entwickelt, gefördert, praktiziert und gelehrt. Es existiert eine Fülle an theoretischen Schriften über diese besondere Form des Gotteszugangs, ganze Klöster richteten sich an diesem Ansatz aus und gerade in der letzten Zeit werden Namen wie Teresa von Avila und Johannes vom Kreuz wieder ausgegraben. Der Theologe Karl Rahner etwa stellt das tatsächliche Erfahren Gottes in den Mittelpunkt des wahren Christseins und der heute weithin berühmte Pater Anselm Grün stützt sich ebenfalls auf dessen Ansatz.

Die Idee, die letztlich hinter aller christlicher Mystik steckt, ist der Wunsch und das Bestreben, Gott und seine Göttlichkeit für jeden einzelnen direkt erfahrbar zu machen: Weg von abstrakten Texten, gelesen und vorgetragen mit der selbstverständlichen Annahme, der gemeine Gläubige könne die hohen Weisheiten dahinter ohnehin nicht begreifen und solle bitteschön nur einfach demütig glauben - hin zu einem ganz persönlichen Zugang zur Gegenwart Gottes, zum Hören seiner Stimme, zum Fühlen der göttlichen Kraft, die überall ist, in jedem wohnt und die nicht ein weltfremdes Entfliehen von der Realität ist, sondern ganz im Gegenteil das Sein Gottes in jedem noch so kleinen Teil der Welt, in jeder Sekunde, die wir erleben, ganz unmittelbar in den Vordergrund stellt. Was vielleicht theoretisch und fast so unzugänglich klingt wie manche Bibelstelle, ist in höchst einfacher und unverstellter Weise erfahrbar, und zwar für jeden, der es wirklich möchte. Genau das haben übrigens in früherer Zeit zahlreiche Christen getan, insbesondere die Psalmisten, deren Lebensinhalt es war, stunden- und tagelang über bestimmte Texte nachzusinnen - was tatsächlich die Bedeutung des Wortes „Meditation" ist: Nachdenken, nachsinnen.

Sicher fällt Ihnen an dieser Stelle auf, dass sich hier der Kreis schließt zu den Meditationen, die wir bislang schon erprobt haben; und sobald nun Gottes Wort und Gegenwart Gegenstand dieses Nachsinnens sind, sprechen wir von christlicher Meditation. Auf den Punkt gebracht wurde dieses Bestreben übrigens bereits im 17. Jahrhundert durch den einfachen Mönch Bruder Lawrence, der sein ganzes Leben - das hauptsächlich aus der Verrichtung einfachster Tätigkeiten wie etwa Küchendienst bestand - dem Ziel widmete, ununterbrochen und konstant im Bewusstsein und dem Gefühl der Gegenwart Gottes zu leben, ganz gleich, womit er gerade beschäftigt war. Dies tat er, indem er jahrein, jahraus seine Gedanken, sobald er bemerkte, dass sie sich von Gott entfernten, wieder zurück zur Wahrnehmung dieser göttlichen Nähe führte - für ihn das höchstmögliche zu erlangende Glück.

Im Folgenden können Sie nun selbst einen ersten Schritt in Richtung christlicher Meditation wagen. Allerdings muss an dieser Stelle erwähnt werden, dass es sich hierbei natürlich nur um einen ganz kleinen, kurzen Exkurs in die Weiten der christlichen Mystik handeln kann. Tausende Bücher wurden über dieses Thema geschrieben, eine komplexe, weite Welt steckt hinter der Idee, die den Rahmen des Buches, das nun vor Ihnen liegt, natürlich bei Weitem sprengen würde, aber möglicherweise finden Sie an dem bloßen Gedanken Gefallen und möchten sich anschließend selbst vertieft auf diese Reise begeben.

Einen schönen ersten Einstieg bietet beispielsweise das häufig praktizierte Jesusgebet. Es ist denkbar einfach und lehnt sich in Anforderungen und Idee an Vieles an, was Ihnen mittlerweile bereits durch die Achtsamkeitspraxis bekannt ist. Nehmen Sie eine Haltung ein, die aufrecht, achtsam, wach und klar ist, jedoch gleichzeitig Gelassenheit und Entspanntheit ermöglicht. Nutzen Sie auch hier wieder Ihren Atem, um zur Ruhe zu kommen und in wahrnehmbaren Kontakt mit sich selbst und Ihrem Befinden zu treten. Sprechen Sie dann eine Gebetsformel immer wieder vor sich hin, am bekanntesten ist „Herr Jesus Christus, erbarme dich meiner!" oder noch einfacher „Jesus Christus". Finden Sie einen regelmäßigen Sprechrhythmus, den Sie idealerweise mit Ihrem Atem verbinden. Halten Sie Ihre Gedanken ganz bei Ihrem Meditationsinhalt, beim Inhalt Ihrer Gebetsformel und kehren Sie auch hier immer wieder unverdrossen dorthin zurück, wenn Sie bemerken, abgeschweift zu sein. Die Abtei Kornelimünster etwa, die viel mit Jesusgebeten arbeitet und auch Exerzitien anbietet, weist darauf hin, die Anrufung ohne Unterbrechungen oder Pausen, gleichmäßig und in festem Rhythmus durchzuführen. Für Anfänger empfiehlt man dort ein- oder zweimal täglich Einheiten von 5 bis maximal 15 Minuten, die mit fortschreitender Erfahrung auf bis zu einer halben Stunde gesteigert werden können. Um die Konzentrationsfähigkeit zu erhöhen und das Beibehalten eines bestimmten Rhythmus zu erleichtern, werden oft Gebetsschnüre mit Knoten genutzt. Zwar wird im religiösen Kontext explizit darauf verwiesen, dass derartige Gebete - Meditationen schließlich - ohne weiterführende Absicht ausgeübt werden sollen und nichts anderes zum Ziel haben als die persönliche Gottesbeziehung zu intensivieren, langfristig und regelmäßig praktiziert können sie jedoch ähnliche körperliche und psychische Wirkungen entfalten wie andere Meditationen.

Wer mehr in Richtung Kontemplation - also aktives Bedenken - gehen möchte, der kann eine christliche Bibel- oder Textmeditation durchführen. Auch diese Praxis steht in jahrhundertealter Tradition, schon im 5. Jahrhundert kannte man die Methode der lectio divina, was sich mit „göttlichem Lesen" übersetzen lässt. Richten Sie auch hierfür ein meditationsfreundliches Umfeld ein und konzentrieren sich zur Einleitung auf Ihren Atem, bis Sie eine entspannt-besonnene Grundhaltung erreicht haben. Anschließend lesen Sie einen vorbereiteten Bibeltext, der keinesfalls lang sein muss. Ganz im Gegenteil eignen sich einzelne Verse hervorragend zur vertiefenden Betrachtung. Lesen Sie diesen Text wiederholt und lassen Sie anschließend in einer Phase der völligen Stille das Gelesene auf sich wirken, indem Sie versuchen, eigene Gedanken ruhen zu lassen und lediglich offen-empfangend dafür zu sein, welche Botschaften Sie von Gott dazu wahrnehmen können. Schließlich geht es darum, seine Gegenwart und Liebe fühlen zu können. Körperliche Entspannung oder auch nur geistiges Loslassen sind bestenfalls Beifang, aber nicht Ziel der Übung. Sie merken bereits: Ohne prinzipiellen Glauben an einen Gott ist von dieser Form der Besinnung nichts zu gewinnen, denn schließlich hat sie etwas zum Inhalt, das als nicht verhandelbare Wahrheit anerkannt werden muss. Wer sich hier nicht wiederfindet, ist bei anderen Methoden besser aufgehoben.

Mit Gott zur Ruhe kommen:

> *Achtsames Lesen von Bibeltexten*

> *Achtsames Betrachten einzelner Psalmen, Verse, Gebete etc.*

> *Meditation über religiöse Gemälde und Abbildungen*

> *Jesusgebet mit Anrufungsformel*

> *Dankbarkeitsübungen: Wofür bin ich Gott in meinem Leben dankbar?*

MEDITATIONSTECHNIKEN IM JÜDISCHEN GLAUBEN

Meditationstechniken im jüdischen Glauben

Ein wenig anders verhält es sich mit bestimmten Formen der jüdischen Mystik, allen voran eine Form, die gerade in jüngster Vergangenheit einige Aufmerksamkeit erfahren hat und zwar aus den glitzerndsten Kreisen: Die Kabbala. Madonna, Ashton Kutcher, Mick Jagger und sogar die als äußerst weltlich orientiert bekannte Paris Hilton bekennen sich öffentlich zu dieser bestimmten mystischen Strömung des Judentums. Daneben gibt es weitere jüdische Meditations- oder Kontemplationsformen, etwa in der Musar-Bewegung, die sich stark mit ethischen Fragen befasst. Für nichtjüdische Praktizierende spielen jedoch sicherlich die Lehren und Ideen der Kabbala die größte Rolle, da hier eben eine explizite Öffnung für Nicht-Juden stattgefunden hat. Kabbala kommt vom hebräischen Verb ‚lekabel‘ und bedeutet „empfangen“, und das ist es auch, was Meditierende, Suchende auf dem Herzen haben: Einen „Download“ von „oben“ mit positiver Energie.

Kabbalistische Schulen existieren bereits seit Jahrhunderten in unterschiedlichsten Formen und Ausprägungen. Gemein ist ihnen das Streben, Gott in unmittelbarer Beziehung für den Einzelnen erfahrbar zu machen - ganz ähnlich dem Ansinnen der vorhin beschriebenen christlichen Techniken. Auch in aktuellen christlich-mystischen Strömungen finden einige der geheimnisvollen Überlieferungen aus dem reichen Schatz des Judentums viel Anklang, inklusive der Bedeutung der hebräischen Buchstaben. Da das ursprüngliche Hebräisch, das Paläo-Hebräisch, eine Bildsprache war, bieten sich vielfältige Möglichkeiten, nicht nur über Passagen aus den alttestamentlichen, bzw. des Schriften des „Tanach" (hebr. Akronym für das, was die Christen AT nennen) mit Gott in Beziehung zu treten, sondern auch aus einzelnen Worten lassen sich bereits ganze „Minibotschaften", höchst bedeutsame und stärkende Affirmationen mithilfe der Bilder generieren. Und da ein Bild mehr sagt als tausend Worte, ist auch klar, warum der Anklang so groß ist.

Die Kabbala, die heute beispielsweise im Kabbalah Center in Los Angeles praktiziert wird, stellt die immense Bedeutung des Überwindens egoistischen Verhaltens und die Entwicklung hin zu einer Welt des Friedens und der Nächstenliebe in den Fokus, ferner das Streben des Einzelnen nach Vervollkommnung. Letztlich geht es jedoch, wie bei allen mystischen Erfahrungen, darum, die Gefühlsebene und den Körper in die Gotteserfahrung miteinzubeziehen. Wer sich nun an praktischer Anwendung einiger jüdischer Meditationsformen versuchen möchte, kann damit beginnen, meditativ über den Namen Gottes nachzusinnen, in hebräischer Schrift über vier Konsonanten dargestellt, die sich mit JHVH notieren lassen, was auch als Tetragrammaton bezeichnet wird.

Die vier Laute werden jeweils in Verbindung mit den fünf Vokalen gesprochen, dies kombinieren Sie sowohl mit Ihrem Atem als auch mit Kopfbewegungen. Der erste der vier Laute, also das J, werden somit mit folgenden Lauten verbunden der Reihe nach gesprochen: Joh (kurz), Ja, Jay, Je, jo (lang). Und in diesem Rhythmus wird's gemacht: Einatmen und dabei den Kopf heben, anschließend ausatmen und „Joh(kurz)" sprechen und währenddessen den Kopf zurück in die Neutralposition bringen. Dann einatmen, während der Kopf nach links gewandt wird, beim Ausatmen zurückkehren und „Ja", sprechen. Anschließend im selben Muster fortfahren, mit Wenden nach rechts und „Jay", schließlich Kopfsenken und anschließend „Jo(lang)" sprechen. Anschließend verfahren Sie mit den verbleibenden Konsonanten in der gleichen Weise, sprechen also Hoh, Ha, Hay, He und Ho, dann Voh, Va, Way, Ve, Vo und schließlich erneut Hoh, Ha, Hay, He und Ho. Wer irgendwann geübt ist in dieser Praktik, der kann zusätzlich damit beginnen, während der Meditation die entsprechenden hebräischen Schriftzeichen zu visualisieren. Dies ist nur eine von vielen Möglichkeiten, über den Namen Gottes, der im Christentum oft mit „Jahwe" übersetzt wird, nachzusinnen. Oft werden auch einfach die vier hebräischen Buchstaben „jod" „hey" „waw" „hey" in verschiedenen Variationen gesungen. Da der Buchstabe „Hey" auch den Atem symbolisiert, lässt sich die Kontemplation auch hier wunderbar mit einer Atemmeditation kombinieren. Man kann also beim

Ausatmen „jod" und „waw" sprechen und mit „Hey" jeweils wieder einatmen. Das wäre eine weitere Variante. „Hey" steht übrigens auch für das Feminine.

Eine andere, leicht auszuprobierende Meditation, die von Musar-Lehrenden empfohlen wird, lässt schon fast vergessen, dass jüdische Traditionen dahinterstehen: Man soll hierzu eine bestimmte Zeit lang stillsitzen, nichts tun, nichts Besonderes gedanklich fixieren oder steuern, sondern nur möglichst nüchtern betrachten, wie die eigenen Gedanken verlaufen, wo sie hinwandern, welche mitunter absonderliche Blüten sie treiben. Ein interessanter Ansatz, der schließlich einen Gegenansatz zu einer der höchsten Achtsamkeitsprinzipien darstellt, demzufolge man den Geist vom Umherwandern so beständig und nachhaltig wie möglich abhalten soll. Hier geht es gewissermaßen um ein Sich-Ergeben in die natürlichen Vorgänge und darum, stattdessen einmal völlig ohne einzugreifen den Lauf der Dinge einfach nur zu beobachten - also vollends auszukosten, was passiert, wenn man dem Monkey Mind seinen Willen lässt. Und schließlich empfiehlt der Rabbiner Alan Morinis, Gründer eines eigenen Musar-Instituts, kurze morgendliche Meditationssitzungen, für die Sie sich nicht länger als vier Minuten Zeit nehmen müssen. Da können Sie dann etwa Ihre Gedanken umherschweifen lassen oder aber gezielt und fokussiert über ein einzelnes Wort nachsinnen, z.B. „Sh"ma", das hebräische Wort für „zuhören", was der Beginn des jüdischen Glaubensbekenntnisses ist. Worte wie „Sha-lom" (Frieden: die Wurzelbedeutung ist „ganz sein und heil sein"!), „ech-ad" (eins: d.h. eins mit Gott, mit sich und mit anderen sein) oder „A-men" (als Bekräftigung und Anerkennung der geistigen Tatsachen) eignen sich ebenfalls hervorragend, so wie oben bereits erwähnt, u.a. fürs bewusste Einatmen der göttlichen Energie und Loslassen aller Sorgen und allen Stresses beim Ausatmen in einer klassischen Atemmediation.

Zu diesen Ansätzen jüdischer Meditation gehört allerdings gesagt, dass Praktizierende ohne jegliche Verbindung zu Religion und ohne Wertschätzung jüdischer Tradition mit diesen Erstversuchen vermutlich nicht direkt früchtetragende Erfahrungen machen werden. Wessen Interesse daran geweckt wurde, der kann sich jedoch intensiver der modernen Kabbala und anderen mystischen Strömungen zuwenden, die recht umfänglich zugänglich gemacht wurden. Es gibt auch immer mehr „crossovers" zwischen den einzelnen Religionen und Meditationsansätzen. Unerwähnt bleiben soll jedoch auch nicht, dass viele Juden diese Strömung äußerst kritisch bewerten und in die Schublade der New-Age-Esoterik einordnen, aber dasselbe gilt auch für die Haltung vieler „Mainstream-Christen", sofern es diese Kategorie überhaupt gibt, zu ihren christlichen Brüdern und Schwestern, die sich zur Mystik hingezogen fühlen. Meine Haltung dazu ist, dass Gotteserfahrung und

Entspannung eine sehr gute Kombi ist, denn dieses Bewusstsein, im Universum nicht völlig allein auf sich gestellt zu sein, sondern miteinander verbunden und aus der Liebe des Schöpfers geboren zu sein, ist einfach gigantisch und zudem äußerst tröstlich. Ich denke, in verschiedenen Abstufungen erlebt das auch jeder Achtsame, auf jeden Fall jeder Meditierende. Dieses Wunderwerk Körper, das uns so treu dient, fasziniert und inspiriert einfach dazu, eine transzendente Ebene von Einklang zu erreichen, und es versieht uns auch mit der passenden Technologie dazu. Nichts anderes war das Thema dieses Buches. Ich wünsche Ihnen, liebe Mütter, und auch allen anderen Leserinnen und Lesern von Herzen viel Erfolg dabei, sich wieder selbst zu spüren, sich zu lieben und so dann auch in Harmonie mit sich selbst und ihrer Umwelt zu leben. Und natürlich auch viel Gesundheit und Kraft!

Quellenverzeichnis

Collard Dr., Patrizia 2016. *Das kleine Buch vom achtsamen Leben. 10 Minuten am Tag für weniger Stress und mehr Gelassenheit.* München: Wilhelm Heyne Verlag

Kabat-Zinn, Jon. 2019. *Gesund durch Meditation. Das große Buch der Selbstheilung mit MBSR.* München: Droemer-Knaur

Lehrhaupt, Linda, P. Meibert. 2010. *Stress bewältigen mit Achtsamkeit. Zu innerer Ruhe kommen durch MBSR.* München: Kösel-Verlag

Meibert, Petra, J. Meibert. 2016. *Achtsamkeitsbasierte Therapie und Stressreduktion MBCT/MBSR.* München: Ernst Reinhardt Verlag

Moralis, Shonda 2020. *Achtsamkeit für Mamas. 5 Minuten Entspannung für jeden Tag.* Berlin: Mentor Verlag

Rose, Nina, H. Walach. 2009. *Die historischen Wurzeln der Achtsamkeitsmeditation - Ein Exkurs in Buddhismus und christliche Mystik.* In: *Achtsamkeit und Akzeptanz in der Psychotherapie.* (3. überarbeitete Auflage) Tübingen: dgvt-Verlag (http://www.nina-rose.de/daten/2004_Rose_historische_Wurzeln_Buch.pdf)

Wilker, Jessica. 2011. *Das Einmaleins der Achtsamkeit. Vom sorgsamen Umgang mit alltäglichen Gefühlen.* Freiburg im Breisgau: Herder Verlag

Onlinequellen:

Awe Dr., Mareike. *Intuitives Essen lernen. Onlinepro-
gramm: intueat.de* . Link zum Onlineseminar, wo das Konzept ausführlich erklärt wird. https://www.digis-
tore24.com/content/301500/21256/NikSchl/

Hier noch ein Link zu einem 10-tägigem gratis
Schnupperpaket. Es handelt sich um sogenannte Affiliate-
Links, d.h. um Werbung. *https://www.digistore24.com/con-
tent/301500/21256/NikSchl/*

Hölzel, Britta K., Carmody J. , Vangel M., et al. 2011.
*Mindfulness practice leads to increases in regional brain gray
matter density.* Psychiatry Research. 2011 Jan;191(1):36-43.
DOI: 10.1016/j.pscychresns.2010.08.006. (https://euro-
pepmc.org/article/pmc/pmc3004979)

https://www.pfalzklinikum.de/fileadmin/user_up-
load/Dokumente/Meditationsuebungen/Achtsamkeitsmedi-
tation.pdf

https://www.planet-wissen.de/gesellschaft/psycholo-
gie/achtsamkeit/index.html

https://www.spiegel.de/gesundheit/psychologie/medi-
tation-achtsamkeit-hat-nebenwirkungen-a-989682.html

https://dfme-achtsamkeit.de/

https://www.mbsr-verband.de/

https://www.mbsr-kurs-koeln.de/achtsamkeit/

https://www.thieme.de/de/gesundheit/achtsamkeitsmeditation-atemmeditation-18521.htm

https://www.tk.de/audio/anleitung_zum_body_scan.mp3

https://de.wikipedia.org/wiki/Jon_Kabat-Zinn
https://www.ncbi.nlm.nih.gov/books/NBK268642/#results.s1

https://www.youtube.com/watch?v=JfSVq0Ktmmg
https://www.youtube.com/watch?v=pIcEEgrlYW8&list=PLkBlhHhHvscxoRRbeqKfr0mPIE1UmeiwL&index=9

https://www.youtube.com/watch?v=X7zKQECgD1c&list=PLkBlhHhHvscxoRRbeqKfr0mPIE1UmeiwL&index=12

https://www.erf.de/themen/glaube/christliche-meditation-fuer-anfaenger/2803-542-6024

https://janjohnson.org/

https://www.sonntagsblatt.de/artikel/mystik/spiritualitaet-mystik/anselm-gruen-einfuehrung-die-christliche-mystik

https://www.wfdk.de/index.php/zeitschrift/8-heftbeitrag/130-meditation-und-kontemplation-auf-westlichem-boden-teresa-von-avila-1-2009

http://www.pneuma-verlag.de/spir/9783942013024_Vorschau.pdf

https://abteikornelimuenster.de/angebote/jesusgebet.html

https://churchleaders.com/pastors/free-resources-pastors/145403-brother-lawrence-free-ebook-the-practice-of-the-presence-of-god.html

https://www.ewigeweisheit.de/abraham-abulafia/kabbala-meditation-%C3%BCber-den-namen-jhvh

https://de.qaz.wiki/wiki/Jewish_meditation

https://www.kraftvollmama.de/achtsamkeit-als-mama/

https://breifreibaby.de/achtsamkeit-gelassenheit-als-mama/

https://www.momazing.de/meditation-fuer-dich-als-mama/

https://www.kirchengemeinde-neuburg.de/fileadmin/user_upload/baukaesten/Baukasten_BK_Reserve08/Dokumente/GebetsanleitungFlyer_01.pdf

https://www.swr.de/swr2/wissen/broadcastcontrib-swr-16030.html

http://zen-suedpfalz.de/meditation/neuroplastizitaet-meditation-veraendert-gehirn/

http://www.integrale-meditation.de/artikel/meditation-und-neuroplastizitaet-des-gehirns/

https://www.ergo.de/de/Ratgeber/gesundheit/stress/auswirkungen

http://geb.unigiessen.de/geb/voll-
texte/2011/8118/pdf/SdF_2011_01_31_35.pdf

https://pubmed.ncbi.nlm.nih.gov/21071182/

https://www.ncbi.nlm.nih.gov/books/NBK268642/#re
sults.s1

https://www.rki.de/DE/Content/Gesundheitsmonito-
ring/Themen/Uebergewicht_Adipositas/Uebergewicht_Adi-
positas_node.html

https://www.spiegel.de/gesundheit/psychologie/dank-
barkeitsuebungen-training-fuer-mehr-wohlbefinden-a-
1124223.html

https://de.wikipedia.org/wiki/Om

https://www.fuckluckygohappy.de/mantra-meditation-
so-stellst-du-deinen-geist-neu-ein/

https://www.lotuscrafts.eu/blogs/blog/mantra-medi-
tation-lernen-eine-anleitung

https://yoga-xperience.de/inneren-frieden-finden-so-
ham-mantra/

https://yoga-xperience.de/inneren-frieden-finden-so-
ham-mantra/

https://www.apotheken-umschau.de/Entspan-
nung/Progressive-Muskelentspannung-nach-Jacobson-
329945.html

https://www.mediclin.de/fileadmin/02_Dokumente_Share_verzeichnis/02_Klinikdokumente/Bliestal/jacobson-muskelentspannung.pdf

https://www.rki.de/DE/Content/Gesundheitsmonitoring/Themen/Uebergewicht_Adipositas/Uebergewicht_Adipositas_node.html

https://www.stillen-institut.com/de/ernaehrung-der-mutter-in-der-stillzeit.html

https://www.deutsche-apotheker-zeitung.de/daz-az/2011/daz-25-2011/ernaehrung-in-der-stillzeit

https://www.iliqchuan.at/meditation-und-achtsamkeit-das-wort-des-buddha

https://www.mindful-leadership-institut.com/ein-juengeres-gehirn-durch-achtsamkeitsmeditation/

Impressum